国家卫生健康委员会疾病预防控制局　指导

U0212172

儿童肥胖预防与控制指南（2021）

《儿童肥胖预防与控制指南》修订委员会　编著

人民卫生出版社

·北　京·

图书在版编目（CIP）数据

儿童肥胖预防与控制指南. 2021 /《儿童肥胖预防与控制指南》修订委员会编著. — 北京：人民卫生出版社，2021.5（2023.11重印）

ISBN 978-7-117-31470-1

Ⅰ. ①儿…　Ⅱ. ①儿…　Ⅲ. ①小儿疾病–肥胖病–防治–指南　Ⅳ. ①R723.14-62

中国版本图书馆 CIP 数据核字（2021）第 073925 号

人卫智网	www.ipmph.com	医学教育、学术、考试、健康，购书智慧智能综合服务平台
人卫官网	www.pmph.com	人卫官方资讯发布平台

儿童肥胖预防与控制指南（2021）
Ertong Feipang Yufang yu Kongzhi Zhinan（2021）

编　　著：《儿童肥胖预防与控制指南》修订委员会
出版发行：人民卫生出版社（中继线 010-59780011）
地　　址：北京市朝阳区潘家园南里 19 号
邮　　编：100021
E - mail：pmph @ pmph.com
购书热线：010-59787592　010-59787584　010-65264830
印　　刷：北京虎彩文化传播有限公司
经　　销：新华书店
开　　本：787×1092　1/16　印张：7
字　　数：170 千字
版　　次：2021 年 5 月第 1 版
印　　次：2023 年 11 月第 2 次印刷
标准书号：ISBN 978-7-117-31470-1
定　　价：30.00 元

打击盗版举报电话：010-59787491　E-mail：WQ @ pmph.com
质量问题联系电话：010-59787234　E-mail：zhiliang @ pmph.com

指导单位 国家卫生健康委员会疾病预防控制局

牵头单位 北京大学公共卫生学院

参与单位（按单位名称拼音排序）

北京大学人民医院

北京积水潭医院

北京市疾病预防控制中心

北京体育大学运动人体科学学院

重庆医科大学附属儿童医院

重庆医科大学公共卫生与管理学院

国家儿童医学中心首都医科大学附属北京儿童医院

海南医学院公共卫生学院

华中科技大学同济医学院公共卫生学院

辽宁省疾病预防控制中心

农业农村部食物与营养发展研究所

上海交通大学医学院附属仁济医院

上海交通大学医学院附属新华医院

首都儿科研究所

首都医科大学附属北京友谊医院

中国疾病预防控制中心妇幼保健中心

中国疾病预防控制中心营养与健康所

中国人民解放军总医院

中国学校卫生杂志社

中国营养学会

中日友好医院

《儿童肥胖预防与控制指南（2021）》指导委员会

《儿童肥胖预防与控制指南（2021）》修订委员会

王海俊　北京大学公共卫生学院
王惠珊　中国疾病预防控制中心妇幼保健中心
薛长勇　中国人民解放军总医院
严　翊　北京体育大学运动人体科学学院
张　倩　中国疾病预防控制中心营养与健康所
赵　耀　北京市疾病预防控制中心
赵　勇　重庆医科大学公共卫生与管理学院
张　帆　海南医学院公共卫生学院
朱文丽　北京大学公共卫生学院

秘 书 组（按姓氏拼音排序）
董虹孛　国家儿童医学中心首都医科大学附属北京儿童医院
卢士军　农业农村部食物与营养发展研究所
唐振闯　农业农村部食物与营养发展研究所
徐海泉　农业农村部食物与营养发展研究所
张　曼　北京大学公共卫生学院
张　娜　北京大学公共卫生学院

序

儿童是国家的未来和希望,是社会可持续发展和文明传承的重要资源。儿童的营养健康不仅关乎儿童的个体成长和发展,也关系到国家的兴旺和民族的昌盛。习近平总书记在全国卫生与健康大会上强调,要重视少年儿童健康。近年来国家出台了一系列政策措施,不断改善儿童的营养健康状况。《中国居民营养与慢性病状况报告(2020年)》显示,近年来我国儿童青少年生长发育水平持续改善,营养不足问题得到根本改善,但与此同时,随着我国经济社会的快速发展和人民生活水平的显著提高,居民膳食结构和生活方式发生了巨大变化,我国儿童营养不均衡、身体活动不足现象普遍存在,超重肥胖率呈现快速上升趋势,已成为威胁我国儿童身心健康的重要公共卫生问题。同时,儿童期肥胖还会增加成年期肥胖、心脑血管疾病和糖尿病等慢性病过早发生的风险,给个人、家庭和社会带来沉重的负担,给我国慢性病防控工作和健康中国建设带来压力和挑战。

为贯彻落实《"健康中国2030"规划纲要》《国务院关于实施健康中国行动的意见》部署,按照《中国防治慢性病中长期规划(2017—2025年)》《国民营养计划(2017—2030年)》《学校食品安全与营养健康管理规定》有关要求,为切实加强儿童肥胖防控工作,切实遏制超重肥胖快速上升趋势,促进儿童健康发展,2020年10月23日,国家卫生健康委、教育部、市场监管总局、体育总局、共青团中央、全国妇联等6部门联合印发了《儿童青少年肥胖防控实施方案》,提出了到2030年儿童肥胖防控工作的总体要求、防控目标、重点任务和组织实施要求。

为更好地落实《儿童青少年肥胖防控实施方案》工作要求,国家卫生健康委员会疾病预防控制局委托北京大学公共卫生学院牵头成立《儿童肥胖预防与控制指南》(以下简称《指南》)修订委员会,对2008年发布的《中国学龄儿童少年超重和肥胖预防与控制指南》(试行)[以下简称《指南》(试行)]进行修订。修订委员会共有22个单位参与,汇集了全国多领域、多学科专家,根据我国儿童超重肥胖防控现状,借鉴国内外先进经验,按照科学的程序和方法,历时两年,完成修订工作。

《儿童肥胖预防与控制指南(2021)》将为学校、家庭、社区或其他相关单位提供科学、有效、实用的儿童超重肥胖预防与控制的措施及方法。希望社会各界携手共进、全力投入,为遏制儿童超重肥胖流行,促进儿童青少年健康成长,推进健康中国建设宏伟目标实现奠定坚实基础。

国家卫生健康委员会疾病预防控制局

2021年2月

前　言

　　近 40 年来,全球儿童肥胖正以惊人的速度增长,已成为一个日趋严重的公共卫生问题。随着社会经济的快速发展和生活方式的改变,我国儿童肥胖问题也日益突出。20 世纪 80 年代,我国儿童的超重肥胖率还处于一个很低的水平。1982 年全国营养调查数据显示,我国 7~17 岁儿童的超重率和肥胖率分别为 1.2% 和 0.2%。20 世纪 90 年代以后,我国儿童超重肥胖率逐渐增长。1992 年,我国 7~17 岁儿童的超重肥胖率为 4.6%,到 2002 年增加至 5.3%。进入 21 世纪后,我国儿童超重肥胖率增长速度加快。《中国居民营养与慢性病状况报告(2015 年)》指出,2012 年,6~17 岁儿童超重率和肥胖率分别为 9.6% 和 6.4%;6 岁以下儿童超重率和肥胖率分别为 8.4% 和 3.1%。根据《中国居民营养与慢性病状况报告(2020 年)》,当前我国 6~17 岁儿童超重率和肥胖率分别为 11.1% 和 7.9%,6 岁以下儿童超重率和肥胖率分别为 6.8% 和 3.6%,已经呈现流行趋势。

　　儿童肥胖的日益增多导致了慢性病低龄化,肥胖儿童已有了心血管疾病、2 型糖尿病、糖耐量受损和高血压等慢性病的表现。儿童肥胖往往会延续到成人期,增加成年期慢性病发生的风险。目前,慢性病已成为我国主要的疾病负担,已成为威胁我国居民健康的主要因素。2002 年,我国成人超重肥胖率达到 29.9% 时,所致直接经济花费为 211.1 亿元。据此推算,到 2030 年,由超重肥胖所导致的成人肥胖相关慢性病的直接经济花费将增至 490 亿元/年。尽管目前我国缺乏有关儿童肥胖的经济负担的研究,但从成人的研究结果可以推测,儿童期肥胖及成年后的健康风险同样会带来更为巨大的经济负担。因此,儿童肥胖的防控刻不容缓。及时采取有效防控措施,不仅可以减缓我国儿童肥胖的发展趋势,还可以缓解与肥胖相关的慢性病的增长,助力健康中国建设目标的顺利实现。

　　2008 年原卫生部疾控局发布的《中国学龄儿童少年超重和肥胖预防与控制指南》(试行),在指导我国儿童肥胖防控中发挥了重要作用。《指南》(试行)发布距今已 10 余年,我国儿童肥胖的流行情况、影响因素及相关政策都有所变化,原《指南》(试行)已不能适应现在的需要。为此,2018 年 9 月,国家卫生健康委员会疾病预防控制局委托北京大学公共卫生学院组织《儿童肥胖预防与控制指南》的修订。

　　《指南》修订委员会包括全国多领域、多专业专家 30 名。参照世界卫生组织制定的指南编写的科学程序,通过证据检索和系统评价、证据质量评价对关键问题进行循证,以循证结果为依据制定推荐意见并完成指南的撰写。最后经过反复的评价、评审与修改,形成《指南》终稿。

　　本《指南》旨在制定儿童肥胖预防和控制的路径和评估体系,针对体重正常儿童、超重和肥胖儿童、与儿童相关的支持性环境提出推荐意见。《指南》共分为五章:第一章阐述儿童肥胖的发展及对健康的危害;第二章介绍儿童肥胖的筛查与评估;第三章介绍儿童肥胖的预防,包括 10 条关键推荐,涵盖生命早期、膳食摄入和饮食行为、身体活动和生活方式等方面;第四章介绍超重肥胖儿童的防控,包括 4 条关键推荐,涵盖饮食干预、运动干预、行为干预、其他干预;第五章介绍儿童肥胖防控的支持性环境,包括 4 条关键推荐,涵盖家庭环境、校园环境、社区环境和社会文化环境和政策环境。每个推荐条目下设有关键推荐和科学依据 2 个部分,关键推荐是对科学依据内容的提炼和总结,科学依据总结和分析 1998—2020 年对同一问题科学研究的系统综述,集中科学界的共识。关键事实是对科学依据内容的提炼和总结。

与原《指南》(试行)相比,本版《指南》从内容和写作格式上有了较多变化。一方面覆盖范围更广,覆盖了 18 岁以下全年龄段的儿童;体现了防控多个维度,不仅针对超重肥胖儿童提出了控制和治疗的推荐意见,还对正常体重儿童的肥胖预防提出了建议,从根本上预防儿童肥胖的发生;结合新的证据增加了预防与控制儿童肥胖的支持性环境相关内容;理论和实用兼顾,既从理论上提供了科学的证据和依据,也提供了可操作、可落实的方法。

本《指南》将为学校、家长、社区,以及各级医疗卫生机构或其他相关部门提供科学、有效、实用的儿童肥胖综合预防与控制的措施及方法,为国家防控儿童肥胖提供技术指导。本工作得到国家卫生健康委员会疾病预防控制局的指导和项目支持,特此表示感谢。

由于目前儿童肥胖相关研究还在迅猛进展中,发表的文献也与日俱增,限于修订时间仓促,并受水平和经验局限,不足之处在所难免,期盼同行专家与广大读者不吝指正。

《儿童肥胖预防与控制指南》修订委员会

2021 年 2 月

定 义

1. 儿童(child)是指年龄不满 18 岁的人群。
2. 超重(overweight)是指体内脂肪积累过多,可能造成健康损害的一种前肥胖状态。
3. 肥胖(obesity)是指由于机体的能量摄入大于能量消耗,从而使多余的能量以脂肪形式贮存,导致机体脂肪总含量过多和/或局部含量增多及分布异常,是一种由遗传和环境等多因素引起并对健康造成一定影响的慢性代谢性疾病。
4. 体质指数(body mass index,BMI)表示每平方米身体面积所包含的体重,即该面积下所涵盖机体组织的平均密度或可理解为身体匀称度。

   计算公式: $BMI = \dfrac{体重(kg)}{[身高(m)]^2}$

5. 体脂率(body fat percentage,BF%)又称体脂百分比,是指人体脂肪组织重量占体重的百分比。
6. 腰围(waist circumference,WC)是指腋中线肋弓下缘和髂嵴连线中点的水平位置处体围周长;12 岁以下儿童以脐上 2cm 为测量平面。
7. 身体活动(physical activity)是指通过骨骼肌收缩引起机体能量消耗增加的任何身体活动,包括工作期间的活动、家务、出行和休闲活动。
8. 静态活动(static activities)通常是指清醒状态下的能量消耗小于等于 1.5 代谢当量(MET)[即≤6.276kJ/(kg·h)]的静坐或依靠姿势的活动,包括坐着、躺下、玩电脑以及看电视等活动。
9. 能量密度(energy density)是指单位体积/重量的食物所含的能量。
10. 零食(between-meal nibbles;snacks)是指非正餐时间食用的食物或饮料,不包括水。
11. 在外就餐(eating out)是指居民摄入的所有食物是由家庭以外的其他场所提供,与用餐地点无关。
12. 致肥胖环境(obesogenic environment)是指导致高能量摄入和久坐少动行为的环境,包括食物选择以及身体活动的机会,以及与食物和身体活动相关的社会规范,涵盖物理、经济、社会文化、政策等层面。
13. 食物环境(food environment)是指物理、经济、政策和社会文化环境等一系列影响人们食品、饮料选择的因素和条件。
14. 视屏时间(screen time)是指花费在看电视、计算机、平板电脑、电子游戏及手机等电子屏幕上的时间。

目　　录

第一章 儿童肥胖的发展及对健康的危害

肥胖(obesity)指由多因素引起、因能量摄入超过能量消耗,导致体内脂肪积聚过多达到危害健康程度的一种慢性代谢性疾病。

按病因不同,肥胖可分为原发性肥胖、遗传性肥胖和继发性肥胖。原发性肥胖又称单纯性肥胖,其发生与遗传、饮食和身体活动水平等有关,肥胖儿童中绝大多数属于单纯性肥胖。遗传性肥胖主要指遗传物质变异(如染色体缺失、基因突变)导致的一种极度肥胖,这种肥胖比较少见。继发性肥胖主要是由于下丘脑-垂体-肾上腺轴发生病变、内分泌紊乱或其他疾病、外伤引起的内分泌障碍而导致的肥胖。

根据脂肪在身体分布的部位不同,肥胖可分为中心型肥胖和外周型肥胖。中心型肥胖又称腹型肥胖或内脏型肥胖,脂肪主要在腹壁和腹腔内蓄积过多,包括腹部皮下脂肪、脏器周围、网膜和系膜脂肪以及腹膜后脂肪,与外周型肥胖相比,中心型肥胖与肥胖相关性疾病有更强的关联,是许多慢性病的独立危险因素。外周型肥胖又称周围型肥胖或皮下脂肪型肥胖,肥胖者体内脂肪基本上呈匀称性分布,青春期发育后臀部脂肪堆积明显多于腹部。

第一节 儿童肥胖的流行现状

近 40 年来,全球超重肥胖率正以惊人的速度增长。随着社会经济的发展,无论是发达国家,还是发展中国家,儿童及成年超重肥胖率均呈现迅速增长趋势,已经成为严重的公共卫生问题。

20 世纪 80 年代,我国儿童的肥胖率处于一个较低的水平,还没有形成流行趋势。90 年代以来,由于膳食结构、身体活动和生活方式的变化,我国儿童肥胖率呈现上升趋势。中国 9 个城市的流行病学调查结果显示,1986 年 7 岁以下儿童单纯性肥胖检出率为 0.9%,男童和女童均为 0.9%;到 2014 年,中国 7 个城市 0~6 岁儿童肥胖检出率为 12.1%,男童为 16.5%,女童为 7.3%。1982 年全国营养调查数据显示,我国 7~17 岁儿童的超重率和肥胖率分别为 1.2% 和 0.2%,处于较低水平。在 1982—2002 年的 20 年间,儿童超重肥胖率逐渐增长。1992 年和 2002 年,我国 7~17 岁儿童的超重率分别为 3.7% 和 4.4%,肥胖率分别为 0.9% 和 0.9%。进入 21 世纪后,我国儿童超重肥胖率增长速度加快。《中国居民营养与慢性病状况报告(2015 年)》指出,2012 年,6~17 岁儿童超重率和肥胖率分别为 9.6% 和 6.4%;6 岁以下儿童超重率和肥胖率分别为 8.4% 和 3.1%。《中国居民营养与慢性病状况报告(2020 年)》显示,当前我国 6~17 岁儿童青少年超重率和肥胖率分别为 11.1% 和 7.9%,6 岁以下儿童超重率和肥胖率分别为 6.8% 和 3.6%。值得注意的是,儿童肥胖已呈全国流行趋势,而且在农村学生中增长迅速。

《中国儿童肥胖报告》预测,如果不采取有效的干预措施,到2030年,7岁及以上儿童超重及肥胖检出率将达到28.0%,超重及肥胖人数将达到4 948万。因此,我们要抓住时机,采取有效的防控措施,遏制肥胖的流行。

第二节 儿童肥胖的健康危害

肥胖本身是一种疾病,也是多种慢性病的危险因素。儿童肥胖最重要的长期后果是肥胖及其相关健康危险可持续至成年期,不仅对当前及成年期的心血管系统、内分泌系统、呼吸系统和消化系统带来危害,还会影响儿童的运动能力及骨骼发育,对行为、认知及智力产生不良影响。

一、对心血管系统的危害

儿童肥胖与高血压存在密切关系。血压与体重的正相关联系在儿童时期就已存在,儿童高血压患病率随着肥胖程度的升高而增加,肥胖儿童高血压患病风险是正常体重儿童的1.5~2.2倍。儿童肥胖不但具有延续至成年的轨迹现象,还将影响成年后的血压水平,肥胖儿童6年后高血压的发病率是正常体重儿童的4~5倍。

随着肥胖率的不断增加,以及肥胖儿童中重度肥胖构成比的上升,儿童血脂异常率呈现上升趋势。通过超声检查对心血管结构和功能的评估结果显示,肥胖儿童心脏每搏输出量明显增高,已发生左心室重构、左心室质量、左心室质量指数明显大于同龄正常体重儿童。肥胖儿童早期动脉粥样硬化已经启动,预防成年人心脑血管疾病应从预防儿童肥胖做起。

二、对内分泌系统的危害

儿童肥胖与2型糖尿病的发病密切相关,绝大多数2型糖尿病患儿超重肥胖。北京市血压队列研究发现,肥胖儿童成年后发生糖尿病的风险是正常体重儿童的2.7倍,儿童期至成年期持续肥胖的人群发生糖尿病的风险是体重持续正常人群的4.3倍。超重及肥胖儿童代谢综合征患病率也高于正常体重儿童,儿童期至成年期持续肥胖的人群发生代谢综合征的风险是体重持续正常人群的9.5倍,儿童期肥胖者成年期发生肥胖的风险至少是正常人群的2倍。

儿童肥胖还会影响到青春期发育。2003年北京市对19 085名6~18岁学龄儿童进行青春期发育与超重肥胖关系的研究显示,早发育组的超重肥胖率均高于晚发育组,女生两组间差异大于男生;控制可能的混杂因素后,女生体质指数(BMI)和体脂肪含量与青春期早发育均呈正相关,男生BMI与青春期早发育呈正相关,而体脂肪含量与青春期早发育呈负相关。国外一些学者认为肥胖女童容易出现月经周期异常以及多囊卵巢综合征,国内相关研究还比较少。

三、对呼吸系统的危害

儿童哮喘与肥胖密切相关,并且随着BMI值升高哮喘患儿的肺功能明显下降。肥胖儿童睡眠障碍相关症状的发生率较高,肥胖儿童平均每小时睡眠呼吸暂停低通气指数明显大于超重和正常体重儿童,睡眠时肥胖儿童的平均血氧饱和度、最低血氧饱和度均低于超重和正常体重儿童。

四、其他健康危害

肥胖引起的心理问题在儿童中已很常见。过度肥胖常引起以下心理问题:性格内向型,表现为胆怯、退缩、保守、压抑、不安、不合群、容易钻牛角尖,缺少内在的精神指向,内心缺少快乐;孤僻型,表现为经常性的喜怒无常、过分的自卑、缺乏自信;人际交往困难型,表现为不愿意融入社会,参加集体活动少,对参加集体活动或与别人沟通有较强的抵触心理,经常和别的孩子发生争执,不会和别人沟通交流;焦虑型:由于肥胖儿童的"臃肿、笨拙",他们自己长期对自我形象贬低,被同学嘲笑甚至拒绝、排斥,心中藏着无限的委屈和不快,继而产生焦虑和烦躁。

肥胖是儿童非酒精性脂肪性肝病最主要的危险因素,肥胖儿童伴发非酒精性脂肪性肝病较为普遍,单纯性肥胖对儿童的肝功能和脂肪代谢等均造成危害,且危害程度随肥胖程度的增加而增加。儿童肥胖还会影响儿童的运动能力及骨骼发育,增加成年期某些疾病和过早死亡的风险。

儿童肥胖问题是公共卫生问题,不仅增加了疾病负担还会给社会经济发展带来负担。面对儿童肥胖问题,预防是最经济有效的措施,只有通过早期识别并干预、管理儿童肥胖,将慢性病防治关口"前移"到儿童期,遏制儿童肥胖率的快速上升趋势,才能从源头上有效防控全社会慢性病高发趋势,提高人口健康寿命年。

第三节 儿童肥胖的影响因素

儿童肥胖的发生受遗传、环境和社会文化因素共同影响。其中,生命早期营养、膳食因素、身体活动和静态活动是关键的个体因素;而食物环境、社会文化因素在肥胖的发生发展中起着推波助澜的作用,当儿童处于能导致能量摄入增加、身体活动减少的"致肥胖环境"时,更容易发生肥胖。

一、生命早期营养

生命早期营养因素,包括母亲孕期增重、代谢和内分泌状况、新生儿出生后早期的生长发育和养育环境等,都会影响胎儿和婴幼儿的生理功能,包括机体组织结构和功能上的永久变化,进而增加儿童期甚至成年期发生肥胖等相关慢性病的风险。

一项对来自欧洲、北美和澳大利亚 37 项妊娠和出生队列研究中的 162 129 名母亲及其子女的 Meta 分析显示,母亲孕前体重以及妊娠期增加体重与儿童超重肥胖的风险增加相关。在一项基于中国 16 个县或市 100 612 对母婴组成的前瞻性队列数据显示,孕期体重增加与后代 3~6 岁时 BMI 升高有关($OR=1.21,95\%CI:1.12\sim1.29$),且在怀孕前超重/肥胖并在怀孕期间增重过多的母亲的孩子中,超重肥胖的风险最高($OR=2.22,95\%CI:1.79\sim2.76$)。

系统综述表明,在生命早期 1 000 天中,孕妇孕期增重过多、婴儿高出生体重、婴儿出生体重快速增加是儿童肥胖的危险因素。较少的研究支持母亲妊娠糖尿病、托儿服务、母婴关系强度低、婴儿睡眠时间短、不合适的奶瓶使用、4个月大之前食用固体食物以及婴儿抗生素暴露是儿童期超重的危险因素。

二、膳食结构和饮食行为

膳食结构不合理、脂肪供能过高、能量密度高的食物摄入偏高均会导致能量摄入增加，增加儿童发生肥胖的风险。1982—2012年，我国儿童脂肪摄入量明显增加，脂肪供能比不断增加，由1982年的15.5%增加至2012年的33.2%，超过中国营养学会建议的30%上限;同时，我国儿童谷薯类食物与蔬菜类摄入量呈下降趋势($P<0.05$)，而畜禽肉类及水产品类、蛋类和奶类摄入量呈上升趋势($P<0.05$)。1991—2011年间，超过膳食指南中畜禽肉推荐摄入量的儿童比例从1991年的32.9%增加到2011年的59.8%。不健康饮食行为，如早餐食用频率低及食物种类少、零食摄入过多及零食类型选择不当、含糖饮料饮用率和饮用量上升、在外就餐频率增加等，也有可能增加肥胖的发生风险。

三、身体活动和静态活动

身体活动与儿童肥胖的发生密切相关。身体活动降低，静坐及视屏时间的增加，会使儿童能量消耗减少，而使肥胖发生的危险增高。

随着交通条件的不断改善和家用汽车的普及，学生上下学乘车的机会越来越多，骑自行车、步行的越来越少，再加上课业负担重，户外活动的时间越来越少，身体活动普遍不足。2012年，我国6~17岁儿童进行体育锻炼的比例仅为34.2%，男生(36.6%)略高于女生(31.6%)，同时呈现随年龄增加逐渐增加的趋势;从大城市(53.2%)、中小城市、普通农村到贫困农村(22.5%)逐步降低。同时，他们在闲暇时的静坐时间为每天2.9小时，呈现随年龄增加逐渐增加的趋势，尤其是大城市学龄儿童。儿童静态活动的比例增加，总体时间也增加(图1-1，图1-2)。2016年《全国中小学生体育健身效果调研》数据显示在1.16亿儿童中，只有29.9%达到"每天最少60分钟中高强度运动"推荐要求，有37%未能满足"每天视屏时间不多于2小时"的推荐要求。由此可见，我国儿童身体活动不足成为普遍状态，已成为一个严重的问题。

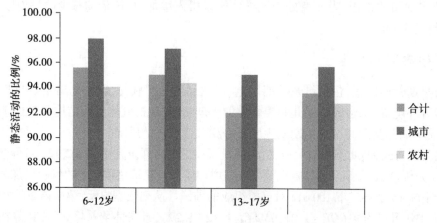

图1-1 不同性别年龄城乡儿童静态活动的比例
来源:我国儿童闲暇时间静态活动现状分析

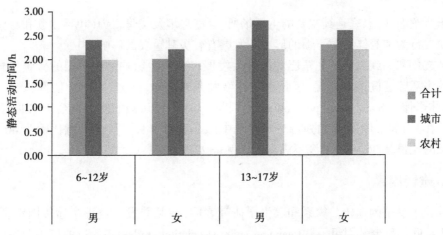

图1-2　不同性别年龄城乡儿童平均每天闲暇时静态活动时间
来源：我国儿童闲暇时间静态活动现状分析

睡眠对于儿童生长发育的作用不可忽视。多项研究提示儿童睡眠时间过长与过短均与超重肥胖的发生有关，并存在剂量反应关系，男孩睡眠不足时发生超重肥胖的风险大于女孩。睡眠不足可能引起摄食行为改变以及能量消耗的减少，最终导致能量失衡和肥胖的发生，也有可能与食欲相关的激素水平改变有关。

四、致肥胖环境

儿童处于致肥胖环境中也会增加肥胖发生的危险。致肥胖环境(obesogenic environment)指导致高能量摄入和静态行为的环境，包括食物选择以及身体活动的机会，以及与食物和身体活动相关的社会规范，涵盖物理、经济、社会文化、政策等层面。世界卫生组织(World Health Organization，WHO)(2012)在 *Population-based Approaches to Childhood Obesity Prevention* 策略报告中，首次提及通过实施基于全人群的广泛的政策和措施，包括法律法规、税收和补贴、食品营销等，创造促进健康的食物环境和身体活动环境，来预防儿童肥胖。

食物环境(food environment)是致肥胖环境中重要的一部分，包括食物从种植(养殖)、加工、包装、储存、运输、销售到消费等食物体系内，决定食物供应、可获得性的物理环境和社会文化环境，如家庭食物环境(家庭健康/不健康食品提供、家庭共餐情况、家庭成员营养素养等)、学校食物环境(学校供餐、校内食品管理、营养健康教育、教师的示范作用等)、社区食物环境(社区内食品店的数量、类型和距离)、食物消费环境(食品店内健康/不健康食物的种类、价格、促销手段)等。广义食物环境也包括宏观政策环境和社会文化环境，如农业、贸易和财税政策、食品标准、食品和饮料配方改进、食品和饮料销售管理、媒体宣传和广告等。如，食品广告对儿童食物的选择和消费方面的知识、信念、态度及行为会产生影响，儿童往往在不知不觉中接受了食品广告的信息，从而影响了他们对食品的态度和消费。

身体活动环境(physical activity environment)是与儿童身体活动水平密切相关的物理因素(建成环境)和社会文化因素。建成环境指在一定地理空间范围内能够影响个体身体活动水平的城市规划环境，如社区公园、街道、人行道、儿童游乐场所，学校运动场等，这些场地能够为儿童参与身体活动提供安全且低成本的身体活动环境，因此对于儿童身体活动促进具有重要作用。

对于儿童而言,家庭是其主要的生活场所,家庭环境及父母行为(包括饮食和身体活动)对儿童饮食行为和身体活动习惯的形成和发展有着极其重要的影响。

社会文化和民族风俗对儿童肥胖的发生发展也会产生影响。在中国的传统文化中,儿童肥胖较多意味着健康和富足,家长也往往鼓励儿童多吃,认为"多吃才能健康"。儿童对"自我形体影像"(body image perception)的判断,及对体型认知的能力也会影响儿童的肥胖发生率。在"自我形体影像"的研究中,发现中国儿童对自身形体的满意比例为40.1%,轻度不满意的比例是36.4%,中度不满意的比例是23.5%。

五、遗传因素

肥胖属于多基因遗传。家系和双生子研究表明,在肥胖发生过程中遗传因素占40%~70%。随着近几年全基因组关联(genome wide association study,GWAS)的应用及发展,越来越多的肥胖相关基因位点被识别,目前已识别超过200个与肥胖相关的基因位点,如 *Leptin*、*FTO*、*GPR120*、*CRTC3* 等,并且肥胖相关基因的研究不再限制于单基因遗传变异领域。由单基因突变引起的极重度肥胖在人群中比例极低,而占绝大比例的单纯性肥胖则为多基因作用模式。大多数人的肥胖是肥胖相关基因与环境因素共同作用的结果。许多研究表明,只有在适宜的环境下遗传因素才对肥胖的发生起作用,肥胖相关基因的表达是由一定的环境因素诱发的。尽管遗传因素在肥胖的发生发展中起着重要的作用,但短期内基因并没有发生太大的变异。所以,近几十年全球儿童肥胖的快速增长,并不是因为基因的改变,而是由食物环境、行为和生活方式的快速改变所致。因此,对于儿童肥胖的防控,应着重在改善导致肥胖的食物环境、行为和生活方式方面。

第二章 儿童肥胖的筛查与评估

第一节 儿童肥胖的判断指标与标准

胎儿期、婴儿期、学龄前期和青春期是生命周期中 4 个容易发生肥胖的关键期,应予以重点关注。建议针对不同年龄段儿童,根据筛查标准,掌握正确的筛查方法,根据筛查结果进行分类管理。

一、判断指标与标准

5 岁及以下儿童超重肥胖的筛查采用身长/身高别体重(weight-for-length/height)的 Z 评分或年龄别 BMI-Z 评分,建议使用"5 岁以下儿童生长状况判定"卫生行业标准(WS/T 423—2013)(附录 1)。通过计算身长/身高别体重或年龄别 BMI 与标准人群的差异(Z 评分),进行超重肥胖的判定:以身长/身高别体重的 Z 评分或年龄别 BMI-Z 评分大于 2 判断为超重,大于 3 判断为肥胖)。

5~6 岁儿童超重肥胖的筛查采用年龄别 BMI-Z 评分,建议使用 WHO 2007 年生长标准(附录 2)。通过计算年龄别 BMI 与标准人群的差异(Z 评分),进行超重肥胖的判定:以年龄别 BMI-Z 评分大于 1 判断为超重,大于 2 判断为肥胖。

6~17 岁儿童采用 BMI 作为肥胖的初筛指标,同时采用腰围(waist circumference,WC)或腰围身高比(waist-to-height ratio,WHtR)用于中心型肥胖筛查。采用"6~18 岁学龄儿童青少年性别年龄别 BMI 筛查消瘦、超重与肥胖界值"卫生行业标准(WS/T 586—2018)(附录 3)评估一般性超重肥胖;采用腰围或腰围身高比进行中心型肥胖筛查,其中,腰围以"7~18 岁儿童青少年高腰围筛查界值"(WS/T 611—2018)(附录 4)中性别、年龄别第 75 百分位数(P_{75})和第 90 百分位数(P_{90})分别作为中心型超重和中心型肥胖的筛查界值,腰围身高比推荐以 0.5 作为中心型肥胖的筛查界值。

对超重肥胖儿童进行进一步肥胖进展或干预效果的精准评估时,建议测量并持续监测其体脂肪含量。可参考 2017 年第 8 版《儿童少年卫生学》中的"6~18 岁儿童青少年体脂肪含量判定肥胖的标准"(附录 5)进行判断。

二、科学依据

5 岁及以下儿童的身长/身高别体重和 BMI,5~6 岁儿童的 BMI,6~17 岁儿童的 BMI、WC 和 WHtR 可反映不同年龄儿童的体脂肪量,并预测未来肥胖及相关慢性病的发生风险,被各国指南一致推荐为儿童肥胖筛查的指标。

体脂肪量可通过直接测量和对人体外部特征的间接测量获得。常用的直接测量方法包括：水下称重法、气体置换法（ADP）、双能 X 线吸收法（DXA）、磁共振法（MRI）、计算机控制断层扫描术（CT）和生物电阻抗法（BIA）等。上述方法可以直接、准确地测量体内脂肪的含量和分布，但由于检测设备价格昂贵，操作繁琐，不适合大规模的流行病学调查。

考虑到身高和体重的测量具有稳定、可靠、易于实施和低成本的特点，且多项 Meta 分析的结果指出 BMI 与直接测量方法相比具有较高的特异性（93%～96%），BMI 成为全球一致接受的用于评价成人和儿童超重肥胖的指标。

近年来研究推荐采用反映腹部脂肪蓄积情况的 WC、WHtR 作为儿童肥胖的补充筛查指标。Meta 分析结果表明，WC 与直接测量方法相比均具有较高的灵敏度和特异度（灵敏度=83.8%，95%CI:61.2%～100%；特异度=96.5%，95%CI:92.1%～100%），可较为准确地反映体脂肪水平。同时，WC 可较好地预测高血压（AUC=0.68，95%CI:0.64～0.72）、高胰岛素（AUC=0.80，95%CI:0.70～0.90）、代谢综合征（AUC=0.87，95%CI:0.83～0.90）等肥胖相关代谢异常。Meta 分析结果表明，WHtR 与直接测量方法相比均具有较高的灵敏度和特异度（灵敏度=99.6%，95%CI:98.4%～100%；特异度=95.0%，95%CI:92.5%～97.4%），可较为准确地反映体脂肪水平。同时，WHtR 可较好地预测高血压（AUC=0.64，95%CI:0.60～0.68）、高胰岛素（AUC=0.80，95%CI:0.68～0.91）、代谢综合征（AUC=0.81，95%CI:0.77～0.86）等肥胖相关代谢异常。

因此，考虑到 BMI、WC、WHtR 的测量均简单、实用、低成本，建议在肥胖初筛环节，同时采用 BMI、WC、WHtR 作为筛查指标。

研究显示，体脂肪与肌肉在儿童期表现出不同的生长发育特点，尤其是青春期启动后男性体脂肪量略有下降，而女性体脂肪量随年龄继续上升。因此，在对超重肥胖儿童的进一步评估与干预过程中，对于有条件的地区，建议采用 ADP、DXA、BIA 等直接测量体脂肪的方法，监测其体成分及其变化。

此外，近年有研究者提出以肥胖界值点的 1.2 倍作为儿童重度肥胖的诊断界值点，可更为有效识别肥胖相关健康风险。

第二节　儿童肥胖的筛查间隔

个体在整个生命周期中均面临超重肥胖的风险，其中胎儿期、婴儿期、学龄前期和青春期是生命周期中 4 个容易发生肥胖的关键期，应予以重点筛查。

研究显示，由于 BMI 等指标的轨迹效应，在儿童到成人的过程中倾向于维持同一水平，呈鲜明的轨迹性，因此儿童肥胖可一直持续至成年。一项汇总了 15 项队列研究的系统综述显示，肥胖儿童可使成年后肥胖风险增加（RR=5.21，95%CI:4.50～6.02）。其中，55%的肥胖儿童会在青少年期继续肥胖，而 80%的肥胖青少年将成为肥胖成人。另有研究发现，从 3 岁起开始肥胖的儿童，90%的人会在青少年期持续超重肥胖，且学龄前期（2～6 岁）BMI 快速增长将导致青少年期肥胖风险上升（RR=1.43，95%CI:1.35～1.49）。因此，定期进行生长发育监测与评估十分重要。建议的各年龄段儿童的筛查间隔见表 2-1。

表 2-1　各年龄段儿童的筛查间隔

年龄	筛查间隔	筛查内容
0~6 月龄	每月一次	身长、体重
7~12 月龄	每 2 个月一次	身长、体重
1~2 岁	每 3 个月一次	身长、体重
3~6 岁	每半年一次	身高、体重
7~17 岁	每年至少一次	身高、体重、腰围

注:7~17 岁儿童每年应至少进行一次身高、体重测量及性征发育检查,医院、社区、学校、家庭均可,鼓励自测,标准测量方法参见中华人民共和国卫生行业标准《人群健康监测人体测量方法》(WS/T 424—2013)。对生长缓慢、性发育明显提前和落后、营养不良及营养过剩的儿童应增加监测的频率,每 3~6 个月一次,必要时做骨龄检测及其他的临床检查,以便及时发现问题,对症治疗。

第三节　儿童肥胖的筛查、评估及管理流程

儿童肥胖重在预防。要从母亲孕期开始预防,营造支持性环境,开展健康教育,帮助儿童建立健康的行为和生活方式,保证正常的生长发育。对于超重肥胖的儿童,需开展规范化管理,由临床医生或临床营养师进行筛查和处理,进行行为矫正,定期监测,预防其成人期发生慢性病。

第一步,根据身高、体重、腰围评估体重状况。

第二步,对正常体重、超重肥胖的儿童进行分类管理:

1. 正常体重的儿童,实施包括合理膳食、适量身体活动、减少静态活动、充足睡眠的健康教育。

2. 初筛为超重肥胖的儿童,应收集出生、喂养及发育等信息,并评估膳食营养状况、身体活动水平和睡眠情况,对长期肥胖和重度肥胖儿童,增加性早熟、心血管代谢、脂肪肝、骨骼系统、呼吸系统等常见肥胖并发症的评估,根据评估结果进行分类管理:

(1)0~5 岁单纯超重肥胖儿童:指 0~5 岁符合超重肥胖诊断标准,无合并症、家族史、疾病史的儿童,实施包括平衡膳食、积极身体活动、充足睡眠和以促进身高及骨骼与肌肉发育为目的的健康教育。

(2)6~17 岁单纯超重肥胖儿童:指 6~17 岁符合超重肥胖诊断标准,无合并症、家族史、疾病史的儿童,在健康教育的基础上增加营养及行为方式干预。

(3)6~17 岁单纯重度肥胖儿童:指 6~17 岁符合重度肥胖诊断标准,无合并症、家族史、疾病史的儿童,应到专业医疗机构进行评估和治疗。

(4)符合肥胖诊断标准且伴有并发症或疾病史的儿童应到专业医疗机构进行评估和治疗。

第三步,定期监测儿童的体重变化,评价儿童肥胖干预效果。干预成功的结果主要有以下方面:养成健康行为生活方式;降低代谢危险因素水平;随着身高的增加,体重不变或减少;腰围降低。

儿童肥胖的筛查、评估及管理流程见图 2-1。

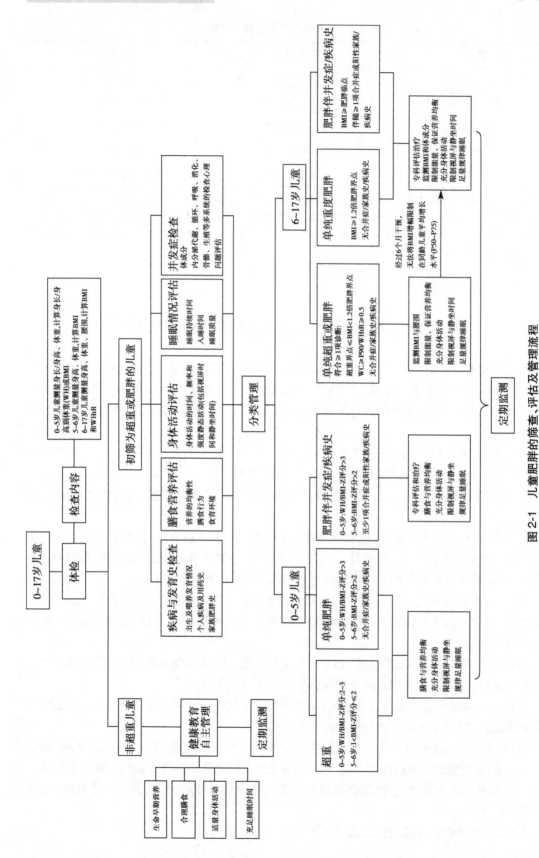

图 2-1 儿童肥胖的筛查、评估及管理流程

注：

(1) 出生及喂养发育情况包括：出生体重，母乳喂养时间，辅食添加时间，生长速率等。

(2) 营养的均衡性包括：食物种类，食物供能比和微量营养素的补充情况。

(3) 膳食行为包括：过度喂养和过量进食，进食速度过快，睡前进食，餐次安排不合理等行为问题。

(4) 食育环境包括：食物奖励或惩罚，频繁聚餐，外出就餐过频，烹调方式不健康，就餐氛围不佳等不良食育环境。

(5) 睡眠质量包括：睡眠质量如夜醒，打鼾或呼吸困难等睡眠问题。

(6) 体成分评估多用于个体肥胖进展或干预效果的精准评估与长期监测。

(7) 肥胖儿童（尤其是重度肥胖且肥胖时间持续较长人群）容易出现以下并发症，因而建议检查：

1) 内分泌代谢：高血糖，高甘油三酯血症，血尿酸水平增高，肝脏功能异常等，可通过黑棘皮症异常等体征初步筛查，进而采用静脉血检测、腹部超声等方式确诊。

2) 循环系统：血压升高，心脏功能和结构异常；可通过测量血压、心脏和血管影像学检查等进行判定。

3) 呼吸系统：哮喘，反复呼吸道感染，腺样体肥大（常出现于 12 岁以下儿童）和阻塞性睡眠呼吸暂停（OSAS）；可通过病史、症状及相关检查进行判定。

4) 消化系统：较大年龄的肥胖儿童可发生非酒精性脂肪肝病（NAFLD）；可通过腹部 B 超的检查判定。

5) 骨骼系统：骨量不足，骨骼和关节相关疾病；可通过病史、症状、体征和影像学检查进行判定。

6) 生殖系统：性早熟和性腺发育延迟；可通过体征、骨龄、性征发育评估、性激素检测和影像学检查进行判定。

7) 心理评估：自卑，家庭及伙伴关系不良，交往退缩，进食异常等心理行为问题，或发生心理行为问题的风险评估；可通过过病史、症状、量表等判定。

(8) 本流程的分类管理仅局限于原发性肥胖，由病史、症状和相关检查结果判定为内分泌、遗传性疾病和药物引起的继发性肥胖处理方案不在此赘述。

第三章　儿童肥胖的预防

儿童时期不仅是体格生长发育的重要时期,也是行为和生活方式发展形成的关键时期。行为和生活方式一旦形成,往往持续一生。因此,从生命早期就应重视儿童健康行为和生活方式的培养,关注生命早期营养、保持合理膳食、适量身体活动、充足睡眠,预防儿童肥胖的发生发展。

第一节　生命早期

"生命早期 1 000 天",是指从妇女怀孕开始,一直到婴儿出生后 2 岁左右的这段时间。从母亲孕期到婴儿出生以后母乳喂养、辅食添加,对婴儿的近期和远期健康都将产生至关重要的影响。儿童肥胖的预防应该从母亲孕期开始,母亲孕期进行体重监测和管理,保持孕期适宜增重;坚持纯母乳喂养 6 个月,在持续母乳喂养的前提下适时适量添加辅食,母乳喂养可以到儿童 2 岁及以上。

一、母亲孕期体重监测和管理

孕期增重过多与巨大儿、剖宫产等不良妊娠结局有关,而孕期增重过低、出生后快速赶上生长也与儿童期肥胖以及代谢异常有关。因此,孕期适宜的体重增加对母亲和子代的健康都有重要影响。

孕期定期监测体重能够帮助孕妇及时了解体重变化,并根据孕前 BMI,采用平衡膳食和充足身体活动等综合措施进行体重管理。为维持孕期适宜增重,孕妇要做到合理膳食,食物多样,不过量饮食,控制每天总能量的摄入,减少高脂肪、高糖等高能量食物的摄入,适当增加摄入富含膳食纤维的新鲜蔬菜和水果。健康孕妇每天应进行不少于 30 分钟的中等强度身体活动,孕前超重肥胖或已诊断为妊娠糖尿病的孕妇更需要积极运动。

【关键推荐】

◆ 定期监测孕期体重变化,根据孕前 BMI 维持孕期适宜增重。

◆ 孕期平衡膳食,食物多样,不过量饮食,控制总能量摄入。

◆ 孕期适宜身体活动。健康孕妇每天应进行不少于 30 分钟的中等强度身体活动;孕前超重肥胖或已诊断为妊娠糖尿病的孕妇更需要积极运动。

监测孕期体重变化,每周至少测量一次体重。除了使用校正准确的体重秤,还要注意每次在固定的时间称重,如晨起空腹时,称重前排空大、小便,脱鞋,仅着单衣,以保证测量数据的准确性和监测的有效性。为了不同测量结果之间能更好地比较,最好用固定的体重秤测量。

孕期维持平衡膳食,食物多样,不过量饮食,控制每天总能量的摄入。自孕中期开始,适当增加动物性食物(鱼、禽、蛋、瘦肉)和奶制品摄入,孕中期达到 150~200g,奶摄入量达到 500g,保证每天 400~500g 蔬菜以及 200~300g 水果摄入;孕晚期动物性食物(鱼、禽、蛋、瘦肉)达到 175~225g,奶摄入量达到 500g,保证每天 400~500g 蔬菜以及 200~300g 水果摄入。

孕期维持适宜身体活动:若无医学禁忌,孕中、晚期每天应进行不少于 30 分钟的中等强度身体活动,孕前超重肥胖或已诊断为妊娠糖尿病的孕妇更需要积极运动。孕妇可根据自己的身体状况和孕前的运动习惯,结合主观感觉选择熟悉的活动类型,量力而行,坚持不懈。

【科学证据】

> **【关键事实】**
> ◆ 孕期增重过多增加巨大儿以及后代在儿童期发生肥胖的风险。
> ◆ 孕期增重过少而出生后快速赶上生长可增加后代在儿童期发生肥胖的风险。
> ◆ 孕期合理控制能量摄入有助于维持孕期体重适宜增长。
> ◆ 孕期适量身体活动有助于维持孕期体重适宜增长。

孕期增重是指从怀孕时到分娩前的体重增长。平均而言,孕期总增重约 12kg 较为适宜,其中孕早期增重不超过 2kg,孕中晚期每周增重约 350g。孕前体重较低的妇女孕期增重可稍多,孕前超重/肥胖者孕期增重应减少。根据中国营养学会团体标准《中国妇女妊娠期体重监测与评价》(T/CNSS 009—2021),不同孕前 BMI 妇女孕期增重适宜值和增重速率见表 3-1。

表 3-1 中国妊娠期妇女体重增长范围和增重速率推荐值

妊娠前 BMI 分类	总增长值范围/kg	妊娠早期增长值/kg	妊娠中晚期每周体重增长值及范围/kg
低体重 (BMI<18.5kg/m²)	11.0~16.0	0~2.0	0.46(0.37~0.56)
正常体重 (18.5kg/m²≤BMI<24.0kg/m²)	8.0~14.0	0~2.0	0.37(0.26~0.48)
超重 (24.0kg/m²≤BMI<28.0kg/m²)	7.0~11.0	0~2.0	0.30(0.22~0.37)
肥胖 (BMI≥28.0kg/m²)	5.0~9.0	0~2.0	0.22(0.15~0.30)

来源:中国营养学会团体标准——《中国妇女妊娠期体重监测与评价》(T/CNSS 009—2021)。

一项系统综述显示,约有 37% 的亚洲女性孕期增重过多。我国一项在 30 个省开展的调查结果表明,孕期体重增重不足、增重过多的检出率分别为 27.2%、36.6%。孕期体重增加过多可能增加后代在儿童期发生肥胖的风险。一项纳入 12 项研究共约 25 万名孕妇的系统综述显示,和孕期增重适宜的女性相比,孕期增重超过美国国家科学院(IOM)2009 标准(以下简称 IOM 标准)的女性其后代发生肥胖的风险高出 40%。进一步根据儿童年龄分组后发现,孕期增重过多女性的后代在 5 岁以内和 5~18 岁时发生肥胖的风险分别是正常增重女性后代的 1.9 倍和 1.3 倍。一项纳入 33 828 名 6~18 岁中国儿童的回顾性研究发现,孕期增重超过 IOM 标准的女性其后代在儿童期发生肥胖的风险是孕期增重正常的女性后代的 1.3 倍。对证据进行 Meta 分析的结果显示,在 28 个队列研究和 1 个病例对照研究中,与孕期增重正常的女性相比,孕期增重过多女性的后代在 0~3 岁($\beta=0.08$,95% CI:0.02~0.15)、3~6 岁($\beta=0.42$,95% CI:0.03~0.82)或 6~18 岁($\beta=0.2$,95% CI:-0.02~0.49)BMI 更高,发生肥胖的风险更大。母亲孕期增重不足的子代出生后容易发生快速赶上生长,这也可能增加后代肥胖风险。根据一项纳入了 17 个研究的系统综述和 Meta 分析研究结果,婴儿期体重快速生长(体重 Z 评分增加大于 0.67)者在后期发生肥胖的风险增加($OR=3.66$,95% CI:2.59~5.17)。

孕期合理膳食有助于孕期体重合理增长。一项 Meta 分析纳入了 36 个随机对照干预试验,共约 12 526 名孕前体重正常或超重肥胖孕妇,结果显示,膳食结合运动干预有助于减少孕期过度增重,相比于对照组,干预组孕妇孕期增重净减少了 0.70kg(95% CI:0.48~0.92kg)。另一项纳入了 7 个随机对照干预试验的 Meta 分析结果显示,和对照组相比,孕前超重肥胖孕妇的膳食结合运动干预减少了 1.59kg(95% CI:0.99~2.18kg)的孕期增重。这些研究中的膳食干预方案或是控制能量摄入,或是提高膳食质量开展的。例如,其中一项干预提供部分代餐,以将能量摄入控制在 20kcal/kg 体重;另一项干预指导孕妇提高膳食质量,即增加蔬菜、水果和低脂奶制品的摄入,并且限制每天总能量的摄入。

孕期进行适量的身体活动能够有效地控制孕期增重。加拿大妇产科医生协会(SOGC)联合加拿大运动生理学会(CSEP)于 2018 年发布的妊娠期运动指南汇总了 104 项临床随机对照试验的结果,证明妊娠期进行适量的运动可以预防孕期增重过多,并降低妊娠期高血压疾病、妊娠糖尿病等多种妊娠期并发症的发生风险,推荐所有没有禁忌证的女性在孕期都要积极进行中等强度身体活动,并且每周累积足够身体活动时间才能有效降低不良妊娠结局的发生风险。

要点:孕期合理增重对母亲和子代健康具有重要意义。推荐孕妇定期监测孕期体重变化,保持适量身体活动,合理控制能量摄入,维持孕期适宜增重。

二、婴幼儿期母乳喂养

母乳是婴幼儿最自然、安全、完整、理想的天然食物。母乳喂养对儿童健康具有积极的近期和远期作用。母乳喂养不仅有利于感觉和认知的发育,还可促进免疫系统平衡发展、减少新生儿和婴幼儿感染和过敏性疾病的发生,对降低儿童死亡率有重要作用。纯母乳喂养可以降低儿童肥胖发生的风险。研究证实,纯母乳喂养的时间与儿童肥胖发生率呈剂量反应关系,即母乳喂养时间越长,儿童肥胖的发生风险越低。母乳中所含的活性成分,如瘦素、脂联素、皮质醇等均可影响婴儿期能量代谢。因此,应该大力提倡母乳喂养。建议每个母亲克服一切困难,尽早开奶,按需哺乳,直接喂养,坚持纯母乳喂养满 6 个月,在添加辅食同时母乳喂养持续到 2 岁。

【关键推荐】

◆ 尽早开奶,坚持纯母乳喂养至婴儿满 6 个月龄。
◆ 坚持让婴儿直接吸吮母乳,只要母婴不分开,就不用奶瓶喂哺人工挤出的母乳。
◆ 7~24 月龄婴幼儿在添加辅食的同时,应继续母乳喂养。

WHO 对纯母乳喂养的定义是:除了维生素和矿物质补充剂、口服补液盐、药物外,不给婴儿除母乳之外的任何食物或液体。纯母乳喂养能满足 6 月龄内婴儿所需要的全部液体、能量和营养素,应坚持纯母乳喂养 6 个月。

生后 2 周内是建立母乳喂养的关键期。应尽早开奶,当新生儿娩出断脐和擦干羊水后,即可将其放在母亲身边,与母亲肌肤接触,并开始让婴儿分别吸吮双侧乳头和乳晕。按需哺乳,也就是当婴儿需要时哺乳,不管是白天或是晚上,尤其是 3 月龄内的婴儿。4~6 月龄后逐渐定时喂养,可逐渐减少夜间哺乳,帮助婴儿形成夜间连续睡眠能力。

应亲喂哺乳,让婴儿直接吸吮母乳,避免使用吸奶器和奶瓶间接喂哺人工挤出的母乳。

当婴儿满 6 月龄后,应及时开始添加辅食,但母乳仍然是重要的营养来源,因此 7~24 月龄婴幼儿应继续母乳喂养。

【科学证据】

【关键事实】
◆ 纯母乳喂养有助于降低儿童肥胖的发生风险。
◆ 母乳喂养时间越长,儿童肥胖发生风险越低。
◆ 亲喂哺乳可避免过度喂养,有利于降低儿童肥胖发生风险。

一项包含 10 个前瞻性队列研究的 Meta 分析结果显示,与配方奶喂养相比,母乳喂养的儿童超重肥胖发生风险降低 15%(95%CI:0.74~0.99)。对日本学龄儿童及学龄前儿童进行的回顾性观察性研究证实,母乳喂养可降低学龄前及学龄儿童肥胖的发生率。2015 年美国和德国、2016 年瑞典、2017 年欧洲的大样本前瞻性队列研究再次证实,母乳喂养可降低儿童肥胖的发生危险。2015 年的 Meta 分析结果表明,母乳喂养对于儿童及成年后的体重均有影响,可明显降低 1~9 岁儿童肥胖发生率($OR=0.74$,95%CI:0.68~0.79),也可明显减少 10~19 岁青少年($OR=0.63$,95%CI:0.54~0.73)和大于 20 岁的成人($OR=0.88$,95%CI:0.82~0.94)的肥胖发生率。对 28 个前瞻性队列研究的 Meta 分析发现,纯母乳喂养可降低儿童肥胖的发生危险($OR=0.68$,95%CI:0.50~0.94),而混合喂养对儿童肥胖的影响没有显著差异($OR=0.95$,95%CI:0.88~1.02);并且母乳喂养的时间与其效应呈正相关。2018 年发表的另一项系统综述认为,母乳喂养可促进儿童身长增长,但不影响体重增加,并且不引起胰岛素抵抗。

2014 年发表的一项 Meta 分析包含在 12 个国家完成的 25 项观察性研究,共 226 508 样本,结果显示,母乳喂养可有效降低儿童肥胖的发生风险($AOR=0.78$,95%CI:0.74~0.81),

且母乳喂养的时间与儿童肥胖发生率呈剂量反应关系,母乳喂养时间越长,其降低儿童肥胖发生风险的效应越明显。2014 年一项我国东南地区 97 424 儿童的前瞻队列研究表明,与纯母乳喂养小于 1 个月的儿童相比,纯母乳喂养 3~5 个月可降低儿童肥胖率 13%,而纯母乳喂养大于 6 个月可降低儿童肥胖率 27%。

虽然有大量研究证实母乳喂养,尤其是持续 6 个月以上的纯母乳喂养,可降低儿童肥胖的发生风险,但其作用机制还不十分明了。有研究证实,母乳喂养可影响一些与脂肪代谢和肥胖有关基因或表观基因的表达,如脂肪量和肥胖相关基因(fat mass and obesity gene, FTO)、第一内含子 SNP rs9939609 与儿童高 BMI 强相关,DNA 甲基化酶(Dnmt1, Dnmt2 and Dnmt3)可使营养表观基因(nutritional epigenetics)甲基化修饰从而影响儿童的脂肪和碳水化合物的代谢;另一些研究发现,母乳中含有一些活性因子,如瘦素、脂联素、胰岛素、皮质醇,对婴儿脂肪及能量代谢产生影响。

还有研究发现,与母乳用奶瓶喂养相比,亲喂哺乳可延长母乳喂养时间,并且可以使婴儿形成反射机制,避免过度喂养,养成健康的饮食行为,从而改变儿童的 BMI 及生长轨迹。

> **要点:**母乳喂养可降低儿童肥胖的发生危险,且纯母乳喂养的作用优于混合喂养,母乳喂养的时间与降低肥胖发生率呈剂量反应关系,直接母乳喂养可延长母乳喂养时间,避免过度喂养。建议纯母乳喂养满 6 个月,尽早开奶,按需哺乳,亲喂哺乳,满 6 月龄时在添加辅食同时母乳喂养可持续到 2 岁。

三、适时适量添加辅食

当婴儿满 6 月龄时,应及时添加辅食。对于 7~24 月龄婴幼儿,单一的母乳喂养已不能完全满足婴儿对能量以及营养素的需求,必须引入其他营养丰富的食物。这一阶段适宜的营养和喂养不仅关系到近期的生长发育,也关系到长期的健康。婴儿满 6 月龄时是添加辅食的最佳时机,添加辅食过早会增加儿童肥胖的发生风险。添加辅食应逐步达到食物多样,以保证营养的全面摄入,特别是微量营养素的摄入。添加的各类食物的量要适中。提倡回应式喂养,鼓励但不强迫进食。强调喂养过程中父母与婴幼儿的互动,鼓励婴幼儿发出饥饿和饱足信号,促进婴幼儿能量摄入的自我调节,从而降低婴幼儿超重肥胖的风险。

【关键推荐】

- ◆ 满 6 月龄时必须及时添加辅食,先添加肉泥、肝泥、强化铁的婴儿谷粉等富铁的泥糊状食物。
- ◆ 辅食食材应优先考虑营养素密度高的食物,包括肉、蛋、鱼、禽类动物性食物;同时,需重视辅食添加的食物多样性。
- ◆ 提倡回应式喂养,鼓励但不强迫进食。

婴儿满 6 月龄起开始添加辅食,在添加辅食基础上继续母乳喂养至 24 月龄及以上。开始添加辅食时遵从由一种到多种,由少量到多量,由细到粗循序渐进的原则。通常 7~9 月龄婴儿,每天需要添加辅食 2 次,哺乳 4~6 次,辅食与哺乳交替进行。10~12 月龄婴儿,每天添加辅食2~3次,哺乳减为3~4次。13~24月龄幼儿应与家人一起进餐,在继续提供辅食的同时,鼓励尝试家庭膳食,并继续母乳喂养。每天与家庭成员共同进食3餐,在早餐和午餐、午餐和晚餐之间以及临睡前各安排一次加餐。

7~24月龄是食物转换的关键期,需要从以乳类为主,转变为接近成人膳食的多样平衡膳食。辅食应优先考虑营养素密度高的食物,肉、蛋、鱼、禽类动物性食物是优质的婴幼儿辅食来源。这一时期还应强调逐渐实现食物多样,多样的食物能提供全面而均衡的营养,应包括谷薯类、蔬菜水果、畜禽鱼蛋奶和豆类食物。

辅食的进食量和进食节奏均存在个体差异,应及时感知婴幼儿发出的饥饿或饱足的信号,根据婴幼儿膳食需求和进食状态适时调整喂养节奏,以满足婴幼儿的膳食需求,鼓励以积极主动的态度及时回应婴幼儿进食提示和信号,但不强迫进食,不把食物用作安慰、奖惩等。

【科学证据】

> **【关键事实】**
> ◆ 婴儿添加固体辅食早于4个月可增加儿童肥胖的发生风险。
> ◆ 限制早期动物蛋白质的摄入,以降低早期脂肪反弹的风险。
> ◆ 辅食添加期回应式喂养可以使父母根据婴幼儿膳食需求和进食状态适时调整喂养节奏,有助于预防婴幼儿肥胖的发生。

虽然导致儿童肥胖的原因很复杂,但婴幼儿早期的喂养对儿童肥胖的发生发展起着非常重要的作用,尤其是婴幼儿辅食添加的最初阶段,不仅是从母乳过渡到家庭饮食的重要时期,也是最可能造成儿童营养不平衡的关键时期,还是儿童饮食行为形成的关键期。辅食添加的时间、种类、量和方式都在一定程度上影响着儿童肥胖的发生(表3-2)。

婴儿固体辅食添加早于4个月可增加儿童肥胖发生风险,但4~6个月添加辅食和6个月添加辅食对儿童肥胖发生率无明显差异。考虑到纯母乳喂养满6个月所带来的优势,以及婴幼儿胃肠道功能的发展,辅食添加时间最好不早于6个月。2015年发表的一项包含26个队列研究的综述,其中10项研究显示,添加固体辅食早于4个月可增加大于1岁的儿童肥胖发生的风险,而在4~6个月添加固体辅食与大于6个月添加相比,对儿童肥胖发生的影响无明显差别。2016年发表的一项包含13个前瞻性队列研究的Meta分析结果显示,与4~6个月添加辅食相比,4个月之前添加辅食可增加儿童超重($RR=1.18,95\%CI:1.06~1.31$)或肥胖($RR=1.33,95\%CI:1.07~1.64$)的发生,随访儿童的年龄为3~11岁。

辅食添加种类对儿童体重也有一定影响。2013年一项纳入10项研究的Meta分析结果显示,婴儿期高能量、高蛋白质饮食,尤其是动物蛋白质含量过高,可增加婴儿的BMI和身体脂肪含量,严格遵守膳食指南可养成健康的饮食行为,减少肥胖的风险。2018年丹麦的大样本队列研究结果显示,辅食添加早于4个月增加儿童(随访至11岁)超重风险($OR=1.44$,$95\%CI:1.04~2.00$);而高蛋白质饮食(5g/d)可增加儿童高BMI风险($OR=0.012,95\%CI:0.003~0.021$)。2016年在波兰全国范围内对1 059名5~36月龄儿童进行研究结果显示,体重超重儿童的平均蔬菜和水果摄入量均明显低于建议量。

2017 年发表的一项纳入 16 篇文章的系统综述研究发现,辅食添加期回应式喂养可以增加父母和婴儿的互动,父母可根据婴幼儿膳食需求和进食状态适时调整喂养节奏,有助于预防 0~2 岁儿童肥胖的发生。虽然大多数儿童似乎具有与生俱来的能力,但父母用食物作为奖励会导致儿童调节摄入量的能力下降,必须避免强制"清光你的盘子"喂养方式。喂养量的调整是根据孩子的饥饿感,而不是用食物作为对良好行为的奖励。儿童饮食自我调节不良会增加儿童肥胖的风险。

> **要点**:辅食添加的时间和种类对儿童体重有一定影响,推荐满 6 月龄添加辅食。辅食种类应丰富,摄入量应适中,蛋白质及能量不宜过高,提倡回应式喂养,不可强迫进食,以避免过度喂养。

表 3-2　生命早期因素与儿童肥胖

条目	与儿童肥胖的关系	观察人群
母亲孕期增重	孕期增重过多可能增加子代在儿童期发生肥胖的风险	中国、西班牙、葡萄牙、希腊、美国、法国、澳大利亚、德国、荷兰、瑞典国家人群,共大于 300 000 人
母乳喂养	纯母乳喂养大于 4 个月可降低儿童发生肥胖的风险	日本、中国、美国、瑞典、英国、德国等,共大于 233 000 人
辅食添加	添加辅食早于 4 个月可增加儿童发生肥胖的风险	荷兰等欧洲国家,共大于 70 000 人
	辅食中的蛋白质含量比例高,可增加儿童发生肥胖的风险	丹麦等,共大于 36 000 人

第二节　膳食摄入和饮食行为

膳食结构不合理和不健康的饮食行为是影响肥胖发生发展的重要因素。儿童的平衡膳食是指能满足儿童正常生长发育和维持健康营养需要的膳食。平衡膳食要求儿童在饮食中要食物多样,多吃蔬菜水果,适量全谷物、鱼禽、蛋类、瘦肉及奶制品。健康的饮食行为可以促进儿童体格、智力发育和健康发展,也是降低与肥胖相关疾病危险的关键,主要包括:少吃高能量密度食物、合理选择零食、不喝含糖饮料、足量饮水;规律进餐,吃好早餐;多在家就餐,少在外就餐;保持良好的就餐氛围,专注进餐等。

一、食物品种多份量小,少吃高能量密度食物

食物多样可以为儿童提供生长发育所需要的能量和营养素,减少发生超重肥胖的风险。减少食物份量有助于控制总能量的摄入,而经常大量摄入高能量密度食品会导致能量摄入增加,增加儿童肥胖发生风险。鼓励 2 岁以上儿童膳食保证食物多样,在日常膳食中适量食用全谷物,增加新鲜蔬菜摄入,保证奶制品的摄入量,适量摄入鱼禽畜肉。少吃油炸食品、含糖烘焙糕点及小吃、糖果等能量密度高的食品。

【关键推荐】

- ◆ 保证食物多样,每天摄入 12 种以上食物。
- ◆ 选择小份的食物。
- ◆ 多吃蔬菜水果,适量全谷物、鱼禽、蛋类、瘦肉及奶制品。
- ◆ 控制能量摄入,少吃高能量密度食物。

儿童的膳食应做到食物多样,每天的食物应包括谷薯类、蔬菜水果、禽畜鱼蛋奶类和大豆坚果。除了烹调油和调味品,2 岁以上儿童应平均每天摄入 12 种以上食物,每周摄入 25 种以上食物;按照一日三餐食物品种数的分配,早餐至少摄入 3~4 个品种,午餐摄入 5~6 个食物品种;晚餐 4~5 个食物品种;加上零食 1~2 个品种。在控制食物总量的基础上,丰富食物的品种,尽量选择小份的食物。应控制儿童膳食总能量的摄入,保证适量的膳食纤维摄入。鼓励学龄儿童在日常膳食中经常适量全谷物,可以占全天谷类的 1/3 左右。增加品种丰富和颜色多样的新鲜蔬菜摄入。适当摄入奶,达到每天 300ml 以上,或者相当量的奶制品,300ml 牛奶 = 300ml 酸奶 = 37.5g 奶粉 = 30g 奶酪。保证摄入适量的鱼禽畜肉。少吃油炸食品、含糖烘焙糕点及小吃、糖果等能量密度高的食品。不同年龄段儿童各类食物的建议摄入量见表 3-3。

表 3-3　不同年龄儿童食物建议摄入量/(g·d^{-1})

食物类别	年龄/岁				
	2~	4~	7~	11~	14~
谷类	75~125	100~150	150~200	225~250	250~300
全谷物和杂豆类	适量	适量	30~70	30~70	50~100
薯类	适量	适量	25~50	25~50	50~100
畜禽肉	15~25	25~40	40	50	50~75
蛋类	50	50	25~40	40~50	50
水产品	15~20	20~40	40	50	50~75
蔬菜	100~200	150~300	300	400~450	450~500
水果	100~200	150~250	150~200	200~300	300~350
乳类	350~500	350~500	300	300	300
大豆	5~15	15~20	15~20	15~20	15~25
坚果*	适量	适量	50	50~70	50~70

* 坚果的单位为 g/w。

【科学证据】

> 【关键事实】
> ◆ 食物多样性不足的儿童患超重肥胖的比例更高;保证食物多样性,在一定程度上可预防超重肥胖。
> ◆ 较小的食物份量有利于控制儿童体重,减少肥胖的发生风险。
> ◆ 经常摄入高能量密度食物,与儿童体重增加和肥胖有关。
> ◆ 经常摄入富含膳食纤维的食物,增加全谷类食物摄入有利于肥胖的预防。
> ◆ 奶及奶制品有利于控制超重肥胖,而乳饮料可能增加肥胖风险。
> ◆ 过多摄入禽畜肉可能增加儿童肥胖风险,而鱼类摄入可能有利于控制儿童肥胖。

不同食物中的营养素及有益膳食成分的种类和含量不同,只有多种食物组成的膳食才能满足人体对能量和各种营养素的需要。食物多样是实现膳食平衡的基本途径。

食物多样性不足的儿童患超重肥胖的比例更高,并且两者具有显著相关性。在婴幼儿中进行的研究结果显示,辅食多样可以降低超重肥胖发生的风险。通过对儿童进行健康膳食、感官教育等干预,可促进幼儿食物多样,促进认知发展,并有助于预防未来超重肥胖的发生。

多项研究显示,膳食摄入能量越多发生肥胖的风险越高,而降低儿童膳食能量摄入,与BMI 下降呈现剂量反应关系。食物份量大小和食物能量密度这两个因素对能量摄入都有很强的影响,被认为是肥胖流行的主要驱动因素。较大的食物份量会导致较高的每天能量摄入,伴随着食物份量的增加,儿童的总能量摄入增加;而减少食物份量有助于控制总能量的摄入。有 3 项研究结果显示,与 100% 食物份量组相比,200% 食物份量组每天能量摄入量分别增加 12.7%,13.0% 和 23.2%。较小的食物份量有助于儿童减少每天总能量或者每餐次能量的摄入,有利于控制儿童体重,减少发生肥胖的风险。

能量密度(energy density)是指单位体积/重量的食物所含的能量。油炸食品、含糖烘焙糕点及小吃、含糖饮料和糖果等都是能量密度较高的食品,而蔬菜和水果是低能量密度食品。经常、大量摄入高能量密度食品与儿童体重增加及肥胖有关;减少高能量密度食物的摄入,有助于控制总能量摄入。一项 Meta 分析研究结果表明,与低能量密度组相比,高能量密度组儿童体重增加(2.26kg,95% CI:1.00~3.53)、平均 BMI 增加更为明显(男性:0.5kg/m^2,95% CI:0.02~0.98;女性:0.85kg/m^2,95% CI:0.51~1.19)。

蔬菜富含人体所必需的维生素、矿物质和膳食纤维,体积较大、能量密度低、饱腹感强,可以通过代替膳食中能量密度更高的食物,减少能量摄入,从而达到控制体重的目的。2014年一项对增加蔬菜水果摄入量进行的系统综述和 Meta 分析,纳入 8 项随机对照试验,包含 1 026 名对象,平均干预时间为 14.7 周,结果表明,干预组的蔬菜水果摄入量增加 133g,体重轻微减少 0.68kg(95% CI:0.15~1.20kg;$P = 0.01$)。但多数研究发现,增加蔬菜摄入量对控制儿童超重肥胖的作用有限,需要同时控制其他食物的摄入量,减少总能量的摄入。

全谷物含有丰富的膳食纤维、维生素、矿物质和植物化学物。目前的研究结果显示,通过全谷物增加膳食纤维摄入,有助于降低儿童超重肥胖发生风险。一项在马来西亚对 63 名

9~11 岁儿童中开展的随机对照试验显示,经过 12 周的营养教育和发放全谷物食品干预后,干预组年龄别 BMI-Z 评分(−0.12)、体脂率(−2.6%)、腰围(−2.4cm)均低于对照组。美国 15~25 岁人群的队列研究发现,基线时全谷物摄入频率高的儿童超重发生率较低。但也有研究发现,全谷物摄入与 BMI 无关。

多项研究探讨奶及奶制品类与儿童超重肥胖的关系,虽然研究结果并不完全一致,但大多数研究观察到增加奶制品摄入可以降低儿童超重肥胖的发生风险。2016 年发表的一项系统综述和 Meta 分析,纳入了 10 项前瞻性队列研究,包括 46 011 名 2~15 岁儿童,平均随访 3 年,发现与奶及奶制品摄入量低的儿童相比,奶及奶制品摄入量高的儿童超重肥胖的可能性低 38%($OR=0.62,95\%CI:0.49~0.80$);每天增加 1 份奶及奶制品摄入,儿童的体脂百分比降低 0.65%($\beta=-0.65\%,95\%CI:-1.35~0.06;P=0.07$),超重肥胖风险下降 13%($OR=0.87,95\%CI:0.74~0.98$)。此外,也有研究观察到增加乳饮料的摄入量可能会导致体重增加。因此,增加奶等奶制品的摄入,可以降低儿童超重肥胖的发生风险。

肉类尤其是畜肉中饱和脂肪酸、胆固醇等含量较高,大量摄入不仅增加超重肥胖的风险,也会提高血清胆固醇以及低密度脂蛋白质胆固醇(LDL-C)的水平。一项纳入了 18 项有关红肉的队列研究的 Meta 分析发现,红肉消费量每增加 100g,BMI 可增加 1.2kg/m²,超重儿童比例增加 7.4%,肥胖增加 8.3%。一项在 1 939 名 7~9 名欧洲学生中开展的随机对照试验证实,鱼肉是儿童肥胖的保护因素。

> **要点:**食物多样、减少食物份量、减少摄入高能量密度食品均会降低儿童肥胖的发生风险。鼓励 2 岁以上儿童膳食保证食物多样,在日常膳食中适量食用全谷物,增加新鲜蔬菜摄入,保证奶制品的摄入量,适量摄入鱼禽畜肉,选择较小份量的食物,少吃油炸食品、含糖烘焙糕点及小吃、糖果等能量密度高的食品。

二、合理选择零食,少喝或不喝含糖饮料,足量饮水

零食是指非正餐时间食用的食物或饮料,不包括水。含糖饮料指在制作过程中人工添加糖,如蔗糖、高果糖玉米糖浆、蜂蜜和其他糖浆等的饮料,主要包括碳酸饮料、果蔬饮料、功能性饮料和咖啡、茶饮料及其他热饮等。摄入高能量密度的零食、含糖饮料与儿童肥胖有关。目前我国儿童的饮水量普遍偏低,研究显示,足量饮水有助于增加饱腹感,降低总能量的摄入,对控制体重、降低超重肥胖风险有益。儿童处于生长发育重要阶段,也是饮食行为形成的关键期,应该给予科学指导,帮助其正确、合理地消费零食。建议儿童合理选择零食,避免或减少含糖饮料、果汁、烘焙食品、薯片、糖果等能量密度高、营养价值低的零食摄入,养成足量饮水的习惯。

【关键推荐】

◆ 吃好正餐,适量选择零食,控制每天总能量摄入。

◆ 合理选择蔬菜水果、奶制品、坚果等零食,限制高能量密度、高糖、高盐、高脂肪零食的摄入。

◆ 不喝或少喝含糖饮料,足量饮水,首选白水,少量多次。

零食作为一日三餐之外的食物,可以提供一定的能量和营养素,需要合理选择,控制每天能量摄入不过量。建议一天当中零食提供的总能量不超过总能量摄入的10%。

建议选择正餐中摄入不足且营养价值高的食物作为零食,如奶制品、水果、坚果。每天吃零食的次数要少,食用量要小。吃零食的时间可安排在两餐之间。

避免或减少摄入营养价值低、能量密度高的零食,如含糖、钠、饱和脂肪等较多的糖果、炸薯条、薯片等。家长和老师应引导和指导儿童在购买零食时,学会阅读食品包装上的营养标签信息。

减少或限制含糖饮料的消费,鼓励儿童少喝或不喝含糖饮料。

儿童应养成每天足量饮水的习惯,首选白水。应主动、规律饮水,饮水时间平均分布在一天时间内,少量多次。各年龄段儿童的适宜饮水量见表3-4。

表3-4　不同年龄儿童每天适宜饮水量

年龄	每天适宜饮水量	杯
0~6月龄纯母乳喂养婴儿	不需要额外饮水	—
7~12月龄	总水需要量为900ml,包括母乳、辅食中的水及饮水	—
1~3岁	总水需要量为1 300ml,包括母乳、辅食中的水及饮水	—
4~6岁	800ml	4
7~10岁	1 000ml	5
11~13岁	男孩1 300ml,女孩1 100ml	6.5/5.5
14~17岁	男孩1 400ml,女孩1 200ml	7/6

注:适宜饮水量是指喝水的量,不是水的总摄入量,不包括食物中的水。

一杯水约200ml。

【科学证据】

> 【关键事实】
> ◆ 零食的摄入频率、摄入高能量密度的零食与儿童肥胖显著相关。
> ◆ 合理选择零食、控制总能量摄入有助于肥胖儿童控制体重。
> ◆ 过多饮用含糖饮料会增加儿童超重肥胖的风险。
> ◆ 足量饮水有助于降低含糖饮料和能量的摄入,从而降低超重肥胖风险。

肥胖发生的原因是能量摄入大于消耗。儿童在正餐之外,摄入高能量密度的零食可能会导致额外的能量摄入,可能是导致肥胖的危险因素。

2009年发表的一项研究结果显示,儿童超重与过去经常吃零食有关。另一项在114名6~12岁学生中进行的病例对照研究表明,高能量密度零食,包括巧克力、可乐、果汁、薯片、快餐等可增加儿童肥胖的风险,建议培养儿童健康的饮食行为。另一项在学龄儿童中的观察发现,经常吃零食与儿童 BMI 存在显著正相关关系,吃零食、喝苏打水与学龄儿童肥胖有关,经常吃零食的孩子更容易暴饮暴食。

研究显示,常喝碳酸饮料及果汁是儿童肥胖发生的危险因素。一项分析 12 岁以下儿童含糖饮料消费和肥胖之间的关系的系统综述,纳入了 37 项队列研究和 1 项随机对照研究,研究表明,含糖饮料的摄入和肥胖及中心型肥胖之间呈正相关关系。另一项对 2013—2015 年间关于含糖饮料与肥胖之间关系研究的系统综述,纳入了 17 项队列研究和 3 项随机对照试验,其中 17 项队列研究表明,含糖饮料的摄入量与 BMI 之间成正相关,3 项随机对照试验也支持这个结论。另一个纳入 20 项研究(15 项队列研究,25 745 人;5 项 RCT 研究,2 772 人)的 Meta 分析结果表明,儿童每天增加 1 份含糖饮料摄入,可导致 BMI 在一年内增加 $0.06kg/m^2$ ($95\%CI$:$0.02 \sim 0.10kg/m^2$),体重在一年内增加 $0.22kg$($95\%CI$:$0.09 \sim 0.34kg$)。RCT 研究结果表明,减少儿童含糖饮料的摄入量能减少 BMI,增加含糖饮料的摄入量能增加体重。

白水包括白开水、矿泉水、矿物质水、纯净水等不含能量的水。白水不提供能量,可使摄入的总能量低于同体积饮料。2005—2006 年美国国民健康和营养调查显示,足量饮水有助于降低能量摄入(固定效应模型:12 个月内平均总能量降低 200kcal),白水的摄入量与食物能量密度和含糖饮料摄入量成反比,每增加 100kcal 的能量摄入,白开水的摄入量减少 2g,含糖饮料摄入增加 40g。2 项 RCT 结果显示,通过在学校安装饮水装置和教师的饮水教育等措施比不采用任何干预措施的学校,有助于降低儿童发生超重(男孩降低 0.9%,$95\%CI$:$-0.015 \sim -0.003$;女孩降低 0.6%,$95\%CI$:$-0.011 \sim -0.000$)和肥胖风险(男孩降低 0.5%,$95\%CI$:$-0.010 \sim -0.001$;女孩降低 0.3%,$95\%CI$:$-0.007 \sim 0.001$)。一项 RCT 对肥胖患者进行了为期 8 周的定性(喝白水代替饮料)和定量(足量饮水)研究,结果表明水摄入量增加会降低其尿渗透压,可起到降低体重和治疗肥胖的作用(唾液胰岛素<15pmol/L,尿渗透压<500mmol/kg,体重减轻 $0.9kg \pm 0.5kg$)。另一项 RCT 结果显示,肥胖儿童按 10ml/kg 饮用水 24 分钟后,静息能量消耗(REE)由(3.32 ± 1.15)kJ/min 上升到(3.89 ± 0.78)kJ/min,$P = 0.021$;57 分钟后,REE 上升到(4.16 ± 1.43)kJ/min,$P = 0.004$,相对于基线的最大 REE 升高了 25%,即饮水 24 分钟后能增加静息脂肪氧化。因此,足量饮水可降低含糖饮料和能量的摄入,增加脂肪代谢,从而有助于降低体重,达到预防和控制儿童超重肥胖的目的。

> **要点**:合理选择蔬菜水果、奶制品、坚果等零食,限制高能量密度、高糖、高盐、高脂肪零食的摄入;足量饮水,不喝或少喝含糖饮料可能会降低超重肥胖风险。

三、规律进餐,每天吃早餐;多在家就餐,少在外就餐

在满足总能量和营养素需要的基础上,在相对固定时间摄取食物具有一定的健康意义。在控制总能量摄入前提下,进餐次数与儿童 BMI 呈负相关,适当增加进餐次数可能会降低儿童超重肥胖的发生风险;每天吃早餐且早餐食物多样有利于降低儿童超重肥胖风险。进餐地点也可能会对体重产生影响。在家就餐与膳食质量呈正相关,而在外就餐时更容易摄入高脂肪、高能量食物,尤其是选择以炸、煎、烤为主要烹饪方式的西式快餐食品,可能会增加超重肥胖的发生风险。因此建议在保证儿童每天总能量摄入适宜的前提下,规律进餐,每天吃早餐,多在家就餐,少在外就餐。

【关键推荐】

> ◆ 在保证儿童每天总能量摄入适宜的基础上,规律进餐、适当加餐。
> ◆ 每天吃早餐且保证早餐食物多样。
> ◆ 多在家就餐,少在外就餐,少吃高脂肪、高能量西式快餐。

　　在总能量摄入适宜的基础上,建议儿童规律进餐、适当增加进餐次数,有助于控制体重,降低超重肥胖风险。学龄前儿童每天应采用 3 次正餐、2 次加餐的餐制;学龄儿童采用三餐制,以及根据学习和生活需要适当加餐。三餐定时定量,两次正餐间隔 4~6 小时。早餐提供的能量应占全天总能量的 25%~30%,午餐占 30%~40%,晚餐占 30%~35%。

　　每天吃早餐且营养充足,早餐的食物品种要多样,应有谷薯类、蔬菜水果、鱼禽肉蛋、奶豆坚果四类食物中的三类及以上:

　　1. 谷薯类:如馒头、花卷、全麦面包、面条、米饭、米线、红薯等。

　　2. 蔬菜水果:如菠菜、西红柿、黄瓜、苹果、梨、香蕉等。

　　3. 动物性食物:鱼禽肉蛋等,如鸡蛋、猪肉、牛肉、鸡肉等。

　　4. 奶豆坚果:如牛奶、酸奶、豆浆、豆腐脑、豆腐干、核桃、杏仁等。

　　多选择在家就餐和家庭自制食物,减少儿童在外就餐,少点外卖,尤其以煎炸为主的高脂肪、高能量西式快餐,有助于预防和控制儿童肥胖。

【科学证据】

> 【关键事实】
> ◆ 总能量摄入适宜时,进餐次数与儿童 BMI 呈负相关。
> ◆ 儿童不吃早餐与 BMI 增加有关,每天吃早餐且早餐食物多样有利于降低儿童超重肥胖风险。
> ◆ 增加家庭就餐次数可降低儿童超重肥胖风险。
> ◆ 在外就餐可能增加能量摄入,与儿童超重肥胖高风险有关。
> ◆ 西式快餐由于能量密度高,经常食用易导致能量摄入过多,与儿童超重肥胖高风险有关。

　　研究表明,进餐时间和次数、进餐地点等与儿童食物选择、能量摄入、超重肥胖的发生等密切相关。

　　规律进餐(regular meal)是指在一天之中相对固定的时间段内摄取食物。对于 6 岁及以上人群,规律进餐通常指一日三餐,即早餐、午餐和晚餐。对于学龄前儿童,考虑到其生长发育特点以及营养需要,规律进餐除了一日三餐外,还应包括 2 次加餐。目前有关规律进餐对健康影响的研究主要集中在进餐次数和进餐时间。进餐次数可能影响相邻餐次的空腹时间,进而影响机体代谢,对体重产生一定影响。2010—2012 年中国居民营养与健康状况监测显示,6.5%的 6~11 岁儿童和 14.2%的 12~17 岁儿童达不到一日三餐。对规律进餐与儿童超重肥胖的关系进行证据收集及系统评价,一项 Meta 分析结果显示,进餐次数最高组与最低组相比,2~19 岁儿童发生超重肥胖的风险明显降低($\beta_i=-0.24,95\%CI:-0.41\sim-0.06$)。

早餐是一天中首次提供能量和营养素的进食活动,不吃早餐可能会增加机体对饥饿信号的敏感性,导致食欲增加,以及午晚餐和加餐中摄入过多能量,从而引起总能量摄入过剩和体重增加。2010—2012 年中国居民营养与健康状况监测显示,6~17 岁儿童早餐食物种类达到 3 类及以上的比例不足一半(41.7%)。多个系统综述结果显示,经常吃早餐有助于降低儿童超重肥胖的发生风险。欧洲的一项涉及 16 项研究、59 000 多名儿童的系统综述表明,与经常吃早餐者相比,不吃早餐可使儿童 BMI 增加 0.78kg/m²($95\%CI:0.51\sim1.04$kg/m²)。另一项关于儿童肥胖相关行为因素的系统综述,分析了 2018 年前发表的 199 篇文献,结果显示,每天吃早餐可降低 5~19 岁儿童肥胖风险($OR=0.66,95\%CI:0.59\sim0.74$)。早餐食物单一同样会增加儿童肥胖的发生风险。一项在中国 6 城市 7 009 名 6~13 岁小学生中进行的研究结果显示,经常吃早餐且食物多样组的儿童肥胖率为 10.0%,明显低于不经常吃早餐且食物单一组的 14.7%,腹型肥胖率也较低,分别为 14.5% 和 18.8%。

进餐地点,包括在家或在外就餐,也会影响儿童膳食质量和超重肥胖风险。家庭是儿童与家人接触最密切的就餐环境,对儿童食物选择以及健康的影响不容忽视。2018 年一项涉及 57 项研究、203 706 名儿童的 Meta 分析结果显示,在家就餐频率与儿童膳食质量呈正相关($r=0.13,95\%CI:0.06\sim0.20$),在家就餐次数越高,儿童摄入不健康食物(含糖饮料、快餐、高糖高盐零食等)越少($r=-0.04,95\%CI:-0.07\sim-0.03$),摄入蔬菜水果等健康食物越多($r=0.10,95\%CI:0.09\sim0.12$),且与儿童 BMI 呈负相关($r=-0.05,95\%CI:-0.06\sim-0.03$)。一项系统评价包含 17 项来自美国、澳大利亚、加拿大、芬兰、日本和新西兰等的研究,合计 182 836 名儿童,结果显示,每周至少 3 次家庭就餐,可以使儿童超重风险下降($OR=0.88,95\%CI:0.80\sim0.97$)。目前我国儿童家庭就餐频率有所下降,2010—2012 年我国 6~11 岁、12~17 岁儿童在家就餐的比例分别为 48.7%、31.0%。

在外就餐(eating out)是指居民摄入的所有食物是由家庭以外的其他场所提供,与用餐地点无关。研究发现,不同类型餐厅内提供的主要食物种类及烹调方式不同,尤其异于家庭食物,而且在外就餐时选择食物较为随意,往往会进食过量,导致摄入更多的能量,因此经常在外就餐可增加超重肥胖、代谢性疾病等的发生风险。有研究发现,每周在外就餐超过两种形式(快餐店、其他类型餐厅、外卖、外带食物等),儿童超重肥胖的风险较高($OR=1.90\sim4.10,P<0.05$);与体重正常儿童相比,肥胖儿童在外就餐频率较高,在外就餐与儿童总能量摄入($r=0.24,P<0.05$)、脂肪摄入($r=0.20,P<0.05$)以及体脂率($r=0.16,P<0.05$)正相关;3~12 岁儿童每周在外就餐频率升高时,儿童的 BMI 值也相应增加($\beta=0.172,P<0.05$)。

西式快餐是指以西方国家的食物品种和烹饪方式(油炸、煎、烤)为主的快餐,如汉堡、三明治、披萨、炸鸡、碳酸饮料等。由于西式快餐能量密度高,且经常食用快餐的个体在非正餐时间也喜食高能量密度的食物,所以经常食用西式快餐会增加超重肥胖风险。有研究显示,西式快餐与儿童高 BMI($\beta_i=0.08,95\%CI:0.03\sim0.14$)、高体脂率($\beta_i=2.06,95\%CI:1.33\sim2.79$)、高肥胖风险($OR=1.23,95\%CI:1.02\sim1.49$)有关;每月食用西式快餐>1 次的中国城市地区儿童发生肥胖的风险是不吃西式快餐儿童的 1.282 倍($95\%CI:1.031\sim1.594$)。美国的一项研究显示,学校与快餐店的距离每减少 0.1 英里,学生发生肥胖的可能性就增加 5.2%。

> **要点**：推荐在保证儿童每天总能量摄入适宜的基础上，规律进餐、适当加餐，每天吃早餐且营养充足，尽量在家就餐，减少在外就餐和西式快餐，可能会降低超重肥胖风险。

四、营造良好的就餐氛围，就餐时尽量不看视频

就餐氛围以及就餐时是否有电视等外界干扰对儿童膳食营养摄入、饮食行为培养、体格发育有重要影响。保持良好的就餐氛围，就餐时进行良好的家庭互动，有助于减少儿童发生超重肥胖的风险。此外，就餐时电视等外界干扰是儿童超重肥胖的危险因素，就餐时看电视可降低膳食质量，增加儿童的体质指数。因此，应营造良好的就餐氛围，专注进餐，就餐期间不看电视、手机及其他电子设备。

【关键推荐】

- ◆ 营造健康的就餐氛围。
- ◆ 专注就餐。
- ◆ 吃饭时不看电视、手机等电子设备。

就餐时应保持良好的就餐氛围，家庭成员之间或共同就餐人员要适当进行正向的语言交流、情感互动和互相关爱等积极的互动。

就餐时不看电视、手机和平板等电子设备，做到专注进餐，减少就餐时电视等外界干扰。

【科学证据】

【关键事实】
- ◆ 就餐时的健康氛围有可能减少儿童发生超重肥胖的风险。
- ◆ 边进餐边看电视与饮食质量较差有关，增加肥胖发生的风险。

就餐环境通常包括就餐氛围以及就餐时是否有视屏等外界干扰等，不健康的就餐环境可降低儿童的膳食营养质量，养成不健康的饮食行为，从而增加超重肥胖的风险。

家庭是儿童与家人接触最密切的就餐环境，对儿童健康的影响不容忽视。健康的就餐氛围包括就餐时正向的语言交流、情感互动和互相关爱等积极的家庭互动。有研究提示，健康的就餐氛围可能减少儿童发生超重肥胖的风险。2013 年发表的一项在 120 个美国家庭中开展的横断面研究显示，家庭就餐时的良好氛围和 6~12 岁儿童的超重率显著负相关，包括欢乐氛围（$RR=0.84,95\%CI:0.75\sim0.94$）和关系良好（$RR=0.93,95\%CI:0.88\sim0.98$），而不友好/敌对（$RR=1.09,95\%CI:1.03\sim1.14$）和说教（$RR=1.19,95\%CI:1.05\sim1.35$）则会增加儿童超重的风险。2010—2011 年在 40 个美国家庭进行的横断面研究显示，吃饭时的积极互动评分每增加 1 分，儿童的 BMI-Z 评分下降 0.28（$P=0.023$）。

儿童边吃饭边看视屏与较差的膳食营养质量有关。边吃饭边看电视会促使儿童吃得更多，含糖饮料和高脂肪、高糖食物摄入增多，而蔬菜水果摄入过少，从而改变了健康的膳食

结构,不利于健康。儿童边看电视边进食容易减少对食物摄入的注意力和延迟饱腹感信号的发出,容易无意识地进食和进食速度过快,导致摄入更多的食物。有研究显示,儿童边吃饭边看电视的频率越高,超重肥胖发生的危险性就越大。2018 年发表的 1 篇包含 3 项队列研究和 17 项横断面研究的 Meta 分析,涵盖了美国等 8 个国家 84 825 名儿童,结果提示,吃饭看电视与超重风险正相关($OR=1.28,95\%CI:1.17\sim1.39$)。研究显示,我国 42.3% 的儿童有边吃饭边看电视的习惯。随着手机、平板电脑等的普及,儿童边吃饭边看手机、平板电脑的比例也不断增加,因此,家庭中应规定,就餐时不看手机、平板电脑等视屏。

不同餐次时间的视屏行为可能与儿童超重肥胖之间存在关联。研究提示,吃午餐或晚餐时看电视与超重肥胖有关,吃早餐时看电视与肥胖无关。与其他餐次相比,儿童可能在晚餐时看更多的电视,或者晚上摄入更多能量。研究显示,每周 5 次以上边看电视边吃晚餐的儿童的膳食质量指数比每周少于 1 次边看电视边吃晚餐的儿童的膳食质量指数低,分别是 60.12 和 63.08($\beta=-3.46,95\%CI:-4.32\sim-2.60$);每天两次以上边看电视边吃饭比每天少于两次边看电视边吃饭的儿童多摄入 3% 的能量($P<0.05$)。因此,儿童应避免边吃饭边看电视,尤其是晚餐。

要点:营造健康的就餐氛围,专心进餐,吃饭时不看电视和其他电子设备可能会降低儿童肥胖风险。

表 3-5　膳食摄入、饮食行为与儿童肥胖

条目	与儿童肥胖的关系	观察人群
能量摄入	4~6 岁儿童的能量摄入下降还不能使 BMI 有显著的变化	美国、以色列、德国、中国人群,共 7 103 人
	7 岁及以上儿童,控制总能量摄入可以保持良好的体重	美国、澳大利亚、英国、中国人群,共 5 554 人
食物份量	较小的食物份量有助于儿童减少每天总能量或者每餐次能量的摄入	美国、比利时等人群,共 521 人
能量密度	3~14 岁儿童高能量密度膳食与脂肪过多、体重及 BMI 增加相关	德国、美国、英国、伊朗、澳大利亚、日本人群,大于 207 000 人
食物多样性	保证食物多样性有助于维持机体的正常能量和营养素平衡,减少发生肥胖的风险	中国、加拿大、多哥等人群,共 7 346 人
肉类	畜肉类摄入过多可以增加儿童体重增加风险及相关危险因素,鱼肉可能是肥胖的保护因素	中国、美国、西班牙、希腊、韩国等人群,共 6 903 人
奶制品	增加奶类摄入量可以降低儿童发生超重肥胖的风险	中国、美国、英国、土耳其等人群,53 127 人以上
蔬菜	增加蔬菜摄入量对控制儿童超重肥胖的作用有限,需要同时控制其他食物的摄入量,减少总能量的摄入,才能有效控制体重	中国、美国、澳大利亚、芬兰、意大利等人群,共 21 023 人
全谷物	适量摄入全谷物有助于维持机体的正常能量平衡,减少儿童发生超重肥胖的风险	马来西亚、美国、法国、澳大利亚、德国人群,共 36 758 人

条目	与儿童肥胖的关系	观察人群
零食	不合理的选择和摄入零食与儿童肥胖的发生明显相关,增加甜食的摄入频率是儿童肥胖发生的危险因素	哥伦比亚、巴西、日本、中国等人群,共29 300 人
含糖饮料	减少含糖饮料的摄入量有助于维持机体的正常能量平衡,减少发生肥胖的风险	美国、加拿大、英国、德国、沙特阿拉伯、巴基斯坦、丹麦、中国、希腊、澳大利亚、韩国、墨西哥裔美国人等人群,共74 378 人
水	足量饮水、少量多次、首选白水有助于控制机体能量摄入过多,减少儿童发生肥胖的风险	以色列、英国、美国、希腊、西班牙、德国等人群,共3 538 人
早餐	每天吃早餐且保证早餐食物种类多样可以减少儿童体重增加风险及相关危险因素	中国等人群,共大于7 165 人
规律进餐	规律进餐与儿童肥胖低风险有关	英国、美国等人群,共21 940 人
在家就餐	增加家庭就餐次数有助于减少儿童发生超重肥胖的风险	美国、澳大利亚、加拿大、芬兰、日本、新西兰、韩国、印度人群,共258 156 人
在外就餐	在外就餐会增加儿童发生超重肥胖的风险	中国、美国、加拿大等人群,共16 826 人
西式快餐	经常西式快餐可能会增加儿童发生超重肥胖的风险	中国等人群,共21 438 人
就餐气氛	良好的就餐氛围可能减少儿童发生超重肥胖的风险	美国人群,共2 953 人
就餐时看电视等干扰	就餐时看电视等外界干扰,是儿童超重肥胖的危险因素	美国、欧洲、澳大利亚、加拿大、法国、荷兰、印度和土耳其等人群,共159 209 人

第三节　身体活动和生活方式

儿童时期是身体各个器官、系统发育的关键阶段,保持规律、适度的身体活动是维持健康的必备条件。身体活动不足是儿童肥胖发生发展的主要影响因素。儿童的身体活动不足表现在体育锻炼过少和静态时间过长。应鼓励儿童根据自身发育特点进行足量的、形式多样的身体活动,减少静态活动,限制视屏时间。同时,维持适宜的睡眠时间也有利于降低儿童肥胖的发生风险,应保证儿童适宜的睡眠时间。

一、保持足量的身体活动

身体活动缺乏是儿童少年体质下降、超重/肥胖等慢性病发生率增高的重要诱因。规律的身体活动是增加能量消耗的有效手段,不仅可以促进儿童的生长发育,还有助于减少皮下脂肪和腹部脂肪积累、降低肥胖发生的风险。目前,我国儿童身体活动水平普遍偏低,是超重肥胖率不断增加的主要影响因素。因此,儿童应根据自身生长发育特点,进行足量的、形式多样的身体活动。

【关键推荐】

◆ 儿童应进行形式多样、符合年龄特点的身体活动。
◆ 0~6月婴儿每天以多种形式进行多次较为活跃的身体活动,对于不能自主活动的婴儿,醒着时至少保持30分钟的俯卧姿势。
◆ 7~12月龄的婴儿每天俯卧位自由活动或爬行的时间不少于30分钟,多则更好。
◆ 12~24月龄幼儿每天的活动时间不少于3小时,多则更好。
◆ 3~5岁儿童每天身体活动总时间应达到180分钟,每天户外活动至少120分钟,其中中等及以上强度的身体活动时间累计不少于60分钟。
◆ 6~17岁儿童每天累计进行至少60分钟的中高强度身体活动,以有氧活动为主,其中每周至少3天的高强度身体活动。
◆ 家庭、学校、社会应协同合作,为儿童提供安全、适宜的身体活动环境。

儿童应进行适宜的形式多样的身体活动。对于不能自主活动的婴儿,醒着时至少保持30分钟的俯卧姿势。7~12月龄的婴儿每天俯卧位自由活动或爬行的时间不少于30分钟,多则更好。12~24月龄幼儿每天的活动时间不少于3小时,多则更好。3~5岁的学龄前儿童应每天身体活动总时间应达到180分钟,每天户外活动至少120分钟,其中中等及以上强度的身体活动时间累计不少于60分钟,应鼓励儿童积极玩游戏,全天处于活跃状态,建议每天结合日常生活多做公园玩耍、散步等运动,适量做较高强度的有氧运动和户外活动。6~17岁儿童应每天累计进行至少60分钟的中高强度身体活动,以有氧活动为主,其中每周至少3天的高强度身体活动。身体活动要多样,其中包括每周3天增强肌肉力量和/或骨健康的运动,应掌握至少一项运动技能。

身体活动强度可根据儿童在运动中的呼吸状况来判定。MET值是一项活动的能量消耗率减去安静时能量代谢率(1MET)。1MET大约相当于每千克体重每小时的能量消耗为1kcal。通常低强度身体活动的能量消耗为1.5~2.9MET,可引起呼吸频率以及心率稍有增加,但主观感觉轻松。例如,在平坦的地面缓慢地步行,站立以及轻度的身体活动如洗碗,叠被子等、演奏乐器等。中等强度身体活动的能量消耗为3.0~5.9MET,呼吸比平时较急促,心率也较快,微出汗,但仍然可以轻松说话。例如,以正常的速度骑自行车、快步走、爬楼梯、滑冰等。高强度身体活动的能量消耗≥6.0MET,呼吸比平时明显急促,呼吸深度大幅增加,心率大幅增加,出汗,停止运动、调整呼吸后才能说话。例如,搬运重物、快速跑步、激烈打球、踢球或快速骑自行车等。如果孩子在身体活动过程中可以连续说话但是不能唱歌,说明正处于中等强度身体活动;如果孩子气喘吁吁,不能连续说话,只能断断续续说几个字,说明正处于高强度身体活动。

家庭是儿童的重要生活环境。家长应积极支持、鼓励、指导并与孩子一起参与身体活动,同时积极营造减少电视、手机等的视屏时间,增加身体活动的健康家庭环境。学校作为学龄儿童身体活动的重要场所,应从课程设置、师资力量、场地设施等方面保障学龄儿童有足够的时间、适宜的场地开展多种身体活动,营造健康校园环境。为促进儿童身体活动水平提高,社会各界应广泛合作,为儿童营造健康社区环境。

6~17岁儿童一周的身体活动可以参考表3-6安排。

表3-6 6~17岁儿童一周身体活动安排

时间	校内身体活动		校外身体活动	
	活动内容	活动时长/分钟	活动内容	活动时长/分钟
周一	体育课	45	增强肌肉力量和/	30
	课间活动	30	或骨健康的运动	
周二	课间活动	30	打篮球	60
周三	体育课	45	增强肌肉力量和/	30
	课间活动	30	或骨健康的运动	
周四	课间活动	30	健美操	60
周五	体育课	45	增强肌肉力量和/	30
	课间活动	30	或骨健康的运动	
周六			踢足球	90
周日			远足/中长跑	90

【科学证据】

> 【关键事实】
> ◆ 儿童身体活动水平与 BMI、体脂率、体脂量和皮褶厚度存在中度的负相关性。
> ◆ 儿童进行身体活动需要父母、学校及社会的支持。

2018 发布的《全球儿童、青少年身体活动报告》显示,在 49 个参与调查的国家中,中国儿童青少年的身体活动水平排名最后。2016 年发布的《全国中小学生体育健身效果调研》数据显示,只有 29.9% 中小学生达到"每天最少 60 分钟中高运动强度"的推荐要求。

2019 年发表的一项在 12 个国家的 5 779 名 9~11 岁儿童中开展的调查结果显示,上学日($OR=2.92,95\%CI:2.44~3.51$)或周末日($OR=2.77,95\%CI:2.28~3.38$)中高强度身体活动水平较低的儿童肥胖率高。2019 年发表的一项在 470 名 4~9 岁的儿童中完成的前瞻性队列研究结果显示,中等到高强度运动时间每增加 6.5 分钟,男孩($95\%CI:-0.07~-0.001$)和女孩($95\%CI:-0.05~-0.002$)的 BMI-Z 评分随之降低 0.03。2019 年的一项系统评价显示,每周身体活动每增加 1MET-h 与 BMI 降低 $0.13kg/m^2$ ($95\%CI:0.08~0.19kg/m^2$)和体重降低 0.33kg($95\%CI:0.08~0.59kg$)有关。一项队列研究显示,增加中等以上强度身体活动与儿童的 BMI-Z 评分下降有关,中等以上强度身体活动是改善 4~9 岁儿童身体成分的主要手段。2016 年的一项系统评价显示,身体活动干预降低了 BMI

$(2.0kg/m^2,95\%CI:1.5\sim2.5kg/m^2)$、体重$(3.7kg,95\%CI:1.7\sim5.8kg)$、体脂百分比$(3.1\%,$ $95\%CI:2.2\%\sim4.1\%)$、腰围$(3.0cm,95\%CI:1.3\sim4.8cm)$。另一项队列研究结果显示,儿童早期中等以上强度身体活动对肥胖的影响在儿童期持续存在。2017 年对 11 115 名 6~18 岁儿童的调查结果显示,在 Z 评分的第 90 个百分位,中高强度身体活动每增加 1 小时,BMI-Z评分降低 0.35,WC-Z 评分降低 0.36。

2017 年、2019 年发表的两项系统评价表示,母亲的职业和种族、父母的教育水平、父母对社区凝聚力的看法、对户外活动的重视,以及父母的身体活动水平都与儿童的户外活动及整体身体活动水平正相关。2008 年发表的一项在 1 044 名西班牙儿童中开展的研究结果显示,以学校为基础的娱乐性身体活动显著降低男孩$(1.14mm,95\%CI:-1.71\sim-0.57mm)$和女孩$(1.55mm,$ $95\%CI:-2.38\sim-0.73mm)$的三头肌皮褶厚度,和男孩的载脂蛋白 B 水平$(-4.59mg/dl,95\%CI:$ $-8.81\sim0.37mg/dl)$。2020 年发表的一项在 171 名肥胖儿童中进行的研究结果表明,以学校为基础的身体活动干预不仅改善了收缩压$(-0.66mmHg,95\%CI:-1.03\sim-0.29mmHg)$,空腹血糖$(-1.24mmol/L,95\%CI:-1.52\sim-1.43mmol/L)$,高密度脂蛋白$(0.87mmol/L,95\%CI:$ $0.48\sim1.27mmol/L)$,还改善了社会焦虑$(-0.75$ 分$,95\%CI:-1.6\sim0.09$ 分$)$。2018 年的一项在中国 9 858 名 4 年级和 7 年级学生中进行的研究结果显示,以社会为基础的综合身体活动干预包括课程设置、学校环境、家庭参与等,在显著增加儿童身体活动水平$(OR=1.15,$ $95\%CI:1.06\sim1.25)$的同时,还降低了肥胖率$(OR=0.7,95\%CI:0.6\sim0.9)$。

> **要点:**各年龄段的儿童每天都应该尽可能多地进行多种类型的身体活动,并且在能力允许的范围内,尽可能多地进行中高强度的身体活动。以家庭环境为重点的身体活动干预对儿童十分重要,尤其是对 2~10 岁的儿童;以学校为基础的干预措施和政策对 10 岁以上的儿童更为有效。家庭、学校和社会应共同努力,为儿童提供健康的身体活动环境。

二、减少静态活动,限制视屏时间

静态活动是一种久坐少动的行为模式,是导致儿童体重增加的重要危险因素之一。近年来,随着电视、电子移动设备和网络的迅速普及,视屏行为已成为最常见的儿童静态活动。儿童视屏行为会影响食物选择、食物摄入量、睡眠时间和身体活动水平等,从而增加超重肥胖的发生风险。因此,应减少儿童静态活动,限制视屏时间。

【关键推荐】

◆ 减少静态活动,每天不超过 1 小时,越少越好。
◆ 制定视屏观看规则,限制儿童视屏时间。
◆ 视屏时间越少越好。

儿童应减少静态活动,静坐时间每天不超过 1 小时,越少越好,鼓励适量阅读或听故事的静坐时间,倡导有规律参加身体活动。通过组织多种形式的,儿童喜爱的身体活动来减少静态活动时间。

减少并限制视屏时间。制定视屏观看规则,可通过奖励措施来减少闲暇视屏时间,进食时不接触视屏,接触视屏时不进食。鼓励采用纸质阅读和讲故事等非视屏活动来减少视屏时间。鼓励减少屏幕前的持续久坐行为。

视屏时间越少越好。建议1岁以下的婴儿不接触屏幕;1~2岁的儿童不提供视屏活动;2~4岁的儿童视屏时间每天小于1小时;大于4岁的儿童视屏时间每天小于2小时。

【科学证据】

> **【关键事实】**
> ◆ 较高的静态活动水平是儿童超重肥胖的重要诱因。
> ◆ 视屏时间过长与儿童超重肥胖之间存在线性剂量反应关系。
> ◆ 对不同年龄段儿童限制视屏时间的建议不同。

静态活动指在清醒状态下采取坐姿、斜靠或卧姿时,任何能量消耗小于或等于1.5METs的行为。静态活动包含非看屏幕的静坐和屏幕前静坐两种。前者指坐着但不使用屏幕娱乐的时间,后者被称为视屏行为。视屏行为是最常见的儿童静态活动,包括一系列基于屏幕的活动,比如电视、视频和DVD观看,手机电脑使用和电子游戏玩耍等。随着电视和电子移动设备的普及,我国儿童平均每天视屏接触时间现状不容乐观。2016年发布的《全国中小学生体育健身效果调研》数据显示,约75.2%的学龄儿童上学日每天至少有2个小时的静坐少动时间,其中有62.4%的学龄前儿童,37%的学龄儿童的每天视屏时间远远超出了WHO及我国对儿童青少年屏幕时间的建议。在51 866名中小学生中,学习日及休息日视屏时间每天大于2小时的检出率分别为16.2%和41.5%。中国健康与营养调查结果显示在2010—2012年期间38 744名6~17岁儿童平均每天有2.9小时的静态活动,主要为久坐,其中85.8%的儿童静态活动每天超过2小时。2019年一项在我国986所学校131 859名7~19岁学生中开展的调查结果显示,有65.4%的学生符合指南中有关视屏时间的推荐。2016年一项在北京、湖南和宁夏等三地20所县/市城区中、小学校涉及4 164名学生中进行的视屏时间调查结果显示,中小学生的平均每天视屏时间为(1.8±1.41)小时,学习日和休息日平均每天视屏时间分别为(1.1±1.45)小时和(3.58±2.17)小时。

2019年发表的一项在12个国家5 779名9~11岁儿童中开展的调查结果显示,上学日($OR=1.48,95\%CI:1.21~1.80$)和周末日($OR=1.44,95\%CI:1.21~1.71$)较长静坐时间的儿童肥胖率高。2018年发布的《美国人身体活动指南证据报告》指出,儿童静态活动时间越长,其体重或体脂肪越高,但这方面的证据仍有限。2016年一项纳入了67个临床随机对照试验的系统综述显示,静坐时间减少可以显著降低BMI-Z评分(-0.060,$95\%CI:-0.098~-0.022$),这一效果在超重肥胖儿童中更加显著($-0.255,95\%CI:-0.400~-0.109$)。2017年一项在11 115名6~18岁儿童中完成的调查结果显示,在Z评分的第90个百分位,总静坐时间每增加1小时,BMI-Z评分增加0.05,WC-Z评分增加0.08;每天看电视时间为3~4小时比每天<1小时BMI-Z评分高0.34,WC-Z评分高0.35。

在相同运动量下,较短视屏时间(4小时/周)与较长视屏时间(40小时/周)相比,5年后发生肥胖风险在男、女性中的比例可分别降低20%、40%。与静态活动时间相比,视屏时间与体重或体脂肪关系的证据在某种程度上更强。2020年一项涉及17项研究,共计53 489

名儿童的系统综述表明,基于屏幕的静态活动与中国学龄儿童肥胖发生率的增加呈正相关。2016 年一项涉及 14 项研究,共计 106 169 名儿童的 Meta 分析显示,看电视与儿童肥胖之间存在线性剂量反应关系($P< 0.001$),每天看电视的时间每增加 1 小时,肥胖发生风险增加,OR 为 1.13($95\%CI$:1.03~1.19)。2019 年一项涉及 16 项研究,共计 43 306 名儿童的系统综述和 Meta 分析显示,每天视屏时间≥2 小时的儿童与每天视屏时间<2 小时的儿童相比,其超重肥胖风险增加,OR 为 1.67($95\%CI$:1.48~1.88)。边看视屏边进食对儿童体重也有一定影响。2018 年一项涉及 20 项研究,共计 84 825 名儿童的系统综述和 Meta 分析显示,边看电视边进食,儿童超重风险增加,OR 为 1.28($95\%CI$:1.17~1.39)。2016 年一项涉及 14 项研究,共计 2 238 名 3~54 岁研究对象的系统综述和 Meta 分析显示,视屏时间干预后,BMI 值降低 0.15kg/m^2($95\%CI$:1.17~1.39kg/m^2)。

2016 年一项涉及来自 71 个国家 165 万余名儿童的共计 235 项研究的系统综述显示,视屏时间过长不利于运动技能的发展,对于小于 2 岁的儿童,每天有视屏比没有视屏延迟了运动技能的发展;对于大于 2 岁的儿童,每天视屏时间大于 2 小时比视屏时间小于 2 小时也延迟了运动技能的发展。2008 年一项纳入 709 名 7~12 岁儿童的横断面研究显示,不符合身体活动或视屏时间建议的儿童超重可能性是同时符合这两项建议儿童的 3~4 倍。儿童参加有规律的运动和减少视屏等静态活动时间对促进其正常的生长发育和预防超重肥胖的发生至关重要。

视屏时间过长可能导致高脂肪、高糖食物等摄入量增加,蔬菜水果、膳食纤维、维生素和矿物质摄入减少;此外,由于儿童观看的电视节目中食品广告大多包含高脂高糖等不健康食品,可能对儿童食物的选择产生负面影响,如倾向于选择高能量食物、增加食物摄入量,从而使儿童超重肥胖的风险增加。2020 年一项涉及 9 项研究,共计 181 310 名儿童的系统综述表明,关于电视食品广告对肥胖的影响尚存在争议,但其中 4 项建模研究中的 3 项表明,接触食品广告后,超重肥胖的患病率呈上升趋势。

2017 年一项涉及 33 项研究,包括 3 项随机对照试验和 30 项观察性研究的系统综述显示,长时间看电视与睡眠时间较短、较晚或睡眠质量较差有关,而睡眠不规律、睡眠时间较晚与能量摄入过高、不吃早餐、较差膳食营养质量和膳食模式有关,可能增加儿童超重肥胖的发生风险。

要点:应减少儿童静态活动,限制视屏时间,视屏时间越少越好。1 岁以下的婴儿不接触屏幕,1~2 岁的儿童不提供视屏活动,2~4 岁的儿童视屏时间应小于 1 小时/天,大于 4 岁的儿童视屏时间应小于 2 小时/天,减少因课业任务导致的持续静态活动时间,课间离开座位进行适当的活动。

三、保证适宜睡眠时间

睡眠对于儿童身体发育的作用不可忽视。多项研究提示,儿童睡眠时间过长与过短均与超重肥胖的发生发展有关,并存在剂量反应关系,男孩睡眠不足时发生超重肥胖的风险大于女孩。睡眠不足可能引起摄食行为改变以及能量消耗的减少,最终导致能量失衡和肥胖的发生,也有可能与食欲相关的激素水平改变有关。社会各界应采取有效的干预措施,保证儿童适宜的睡眠时间。

【关键推荐】

> ◆ 儿童应维持适宜的睡眠时间。
> ◆ 0~3个月婴儿每天14~17小时睡眠,4~11月龄婴儿每天12~16小时睡眠;1~2岁幼儿每天11~14小时的睡眠,3~5岁幼儿每天10~13小时睡眠;6~12岁儿童,每天9~12个小时的睡眠,不要少于9个小时。13~17岁儿童每天睡眠时长应为8~10个小时。

应保证儿童适宜的睡眠时间。睡眠是保证健康的必要条件,包括在认知能力、人体生理过程、情绪调节、身体发育和生活质量等方面都发挥着极其重要的地位。睡眠期间是各类生长发育相关激素分泌最旺盛的时期,调节着儿童的生长发育。儿童睡眠时间过短与肥胖、认知功能低下和学习成绩差之间存在联系。但是睡眠时间过长会干扰儿童对社会环境的探索,从而阻碍运动、认知和社会发展。

根据WHO《5岁以下儿童的身体活动,久坐行为和睡眠指南》、美国国家睡眠基金会和中国营养学会等的推荐意见,建议我国0~3个月婴儿每天14~17小时睡眠,4~11月龄婴儿每天12~16小时睡眠;1~2岁幼儿每天11~14小时的睡眠,3~5岁幼儿每天10~13小时睡眠;6~12岁儿童,每天9~12个小时的睡眠,不要少于9个小时。13~17岁儿童每天睡眠时长应为8~10个小时。

【科学证据】

> 【关键事实】
> ◆ 睡眠时间不足增加儿童超重肥胖的风险。
> ◆ 睡眠导致肥胖的发生与基因多态性有关。
> ◆ 充足的睡眠时间对于早期预防肥胖很重要,特别是针对有遗传倾向的儿童。
> ◆ 睡眠时间过长也会增加儿童超重肥胖的风险。

我国儿童的睡眠状况不容乐观。在中国9省开展的一项样本量为30 250的研究发现,进入学龄期后,儿童睡眠不足的情况凸显,而且随年龄增长日趋明显,我国儿童平均每天睡眠时间在小学生、初中生和高中生依次为9.2、8.1和7.1小时,超过70%的中小学生均存在睡眠不足,而且随着年龄的增长呈现下降趋势。与国外同年龄段儿童进行比较,我国儿童平均每天睡眠时间少约40~50分钟,到高中阶段,差距扩大到1小时以上。

睡眠在能量平衡中扮演了重要角色。睡眠时间减少时,容易导致疲乏无力和白天瞌睡,减少白天的身体活动量,而白天身体活动的减少又会导致睡眠质量下降,引起恶性循环。身体活动不足是引起儿童肥胖的一项重要因素。睡眠减少会改变瘦素、胃饥饿素、胰岛素、皮质醇、白介素-6和生长激素等的水平。这些激素或因子的改变可引起大脑交感神经兴奋、增加进食,进一步加剧肥胖症状。2019年北京儿童青少年代谢综合征队列研究发现,与更长的睡眠时间相比,中国儿童较短的睡眠时间对儿童肥胖影响,与瘦素途径修饰作用有关。

尽管在以往的研究中,存在着年龄、种族及睡眠时间的界定标准上的差异,但所有系统性回顾和大样本的临床研究均显示,睡眠时长与儿童的体型有关。此外,多项 Meta 分析和国内外的临床研究均支持睡眠时间短是发生超重肥胖的危险因素,睡眠时间不足与 BMI 值、BMI-Z 评分或其他肥胖指标的增加有关,2018 年发表的一项 Meta 分析结果显示,睡眠时间短与婴儿期(0~3 岁)($OR = 1.40, 95\%CI:1.19~1.65$)、儿童早期(3~9 岁)($OR = 1.57, 95\%CI:1.40~1.76$)、儿童中期(9~12 岁)($OR = 2.23, 95\%CI:2.18~2.27$)、青少年期(12~18 岁)($OR = 1.30, 95\%CI:1.11~1.53$)发生超重肥胖有关。2020 年一项在 0~6 岁学龄前儿童中进行的系统综述显示,睡眠不足的儿童肥胖的发生风险要比睡眠充足的儿童高 54%($95\%CI:33\%~77\%$);干预睡眠有益于控制体重(干预组儿童 BMI-Z 评分:$-0.07, 95\%CI:-0.12~-0.02$)。据 2018 年的一项 Meta 分析报道,睡眠不足的 0~18 岁儿童肥胖发病风险增加了 58%($95\%CI:35\%~85\%$)。两项在中国的队列研究显示,睡眠时间与超重肥胖之间存在 U 形关系,提示睡眠时间过短或过长均是超重肥胖的危险因素。睡眠时间与超重肥胖在中国儿童中存在 U 形关系,与睡眠 7~9 小时作为参照,睡眠<5 小时($OR = 1.26, 95\%CI:1.05~1.51$),5~7 小时($OR = 1.06, 95\%CI:1.00~1.11$),大于 9 小时($OR = 1.27, 95\%CI:1.14~1.42$)的儿童发生肥胖的风险均升高。有 4 项研究发现男生睡眠不足时发生超重肥胖的风险大于女生,男生睡眠不足是超重肥胖发生的危险因素($OR = 1.22, 95\%CI:1.03~1.46$),女生睡眠时间与超重肥胖的关系无统计学意义。

对 3 项有明确睡眠干预的研究进行 Meta 分析发现,包括睡眠等多方位的干预对于改变儿童 BMI 无明显效果($-0.04kg/m^2, 95\%CI:-0.18~0.11kg/m^2$),这 3 项研究中有 1 项研究成功改变了儿童的睡眠时间,说明通过干预睡眠预防超重肥胖的方法有待进一步研究。

在整个生命周期中,适宜睡眠时间存在着年龄间的差异,不同年龄段儿童适宜的睡眠时间不同,但目前绝大多数 Meta 分析和临床研究并未按照不同年龄组进行分层研究。2019 年 WHO 发布的《5 岁以下儿童的身体活动、久坐行为和睡眠指南》对 5 岁以下儿童的睡眠时间进行了推荐:1 岁以内婴儿中,0~3 月龄至少需要 14~17 小时睡眠,4~11 月龄婴儿每天需要 12~16 小时的睡眠;1~2 岁的儿童每天需要 11~14 小时的睡眠;3~5 岁儿童每天需要 10~13 小时睡眠。美国国家睡眠基金会在 2015 年对于不同年龄段儿童睡眠时间做出了推荐意见,国外多项研究均根据此推荐参考意见研究人群睡眠时间的分组分析。中国营养学会对儿童睡眠时间的建议:保证充足的睡眠时间,小学生每天 10 个小时,初中生 9 个小时,高中生 8 个小时。2020 年国家卫生健康委、教育部等 6 部门联合印发《儿童青少年肥胖防控实施方案》建议:要保证儿童青少年睡眠时间。

关于睡眠质量与儿童肥胖的关系研究较少。2014 年中国一项对于佛山地区 17 124 名儿童的队列研究提示,睡眠状况良好者肥胖风险下降,提示睡眠质量与超重肥胖可能存在关系,但该研究采取的问卷选项仅为睡眠状况"好""不好"两项,并没有排除睡眠时长的影响。2018 年美国国家睡眠基金会创建了一个睡眠满意度工具(SST),但仅适用于 18 岁以上的一般人群,对于睡眠质量的评估指标尚未达成共识。睡眠质量与儿童超重肥胖的关系需要进一步的研究。

> **要点**:睡眠过长或过短是儿童肥胖的一个危险因素,家庭、学校和社会应共同合作,营造健康的环境,培养儿童健康行为和生活方式,保障儿童适宜的睡眠时间。

身体活动、生活方式与儿童肥胖的关系见表3-7。

表3-7 身体活动、生活方式与儿童肥胖

条目	与儿童肥胖的关系	观察人群
身体活动	增加身体活动水平有助于儿童的体重管理,降低肥胖发生风险	中国、美国、澳大利亚、加拿大、英国、韩国,新西兰、西班牙等人群,共36 273人
视屏时间	限制儿童的视屏时间,并培养其良好的视屏习惯能减少发生超重肥胖的风险	澳大利亚、巴西、加拿大、中国、哥伦比亚、芬兰、印度、肯尼亚、葡萄牙、南非、美国等人群,共大于10 000 000人
睡眠时间	合理睡眠时间可预防儿童发生超重肥胖	美国、英国、德国、日本、葡萄牙、加拿大、中国、澳大利亚、法国等人群,共大于500 000人

第四章　超重肥胖儿童的防控

对已经超重肥胖的儿童,应以保证其正常生长发育、保持体重适宜增长、增进身心健康为目标;应加强健康生活技能培养,矫正不健康行为,帮助他们采用科学的方法控制体重的过度增长。学校、家庭、社区等需共同参与,实施可持续性的综合防治方案。目前公认的儿童肥胖的管理方案主要包括合理膳食、适量身体活动、行为矫正。药物或手术治疗一定在必要时再考虑,且必须由专业儿科机构中对该年龄段有丰富处方经验的多学科小组执行。

第一节　饮 食 干 预

儿童肥胖的防控措施主要集中在行为和生活方式改变上,而科学合理的饮食干预是防控儿童肥胖的关键之一。饮食干预的类型主要包括限制能量饮食干预、低血糖生成指数饮食干预、低碳水化合物饮食干预、低脂肪饮食干预、高蛋白饮食干预、交通灯饮食法等。科学合理的营养结合身体干预仍是目前最有效、最安全的措施。在专业人员指导下以营养和生活方式干预为核心的超重肥胖管理应与特定的地域性饮食习惯及社会文化相适应,更有效地增加减重的科学性、可持续性和成功率。

【关键推荐】

◆ 在保证儿童正常生长发育的前提下,限制膳食总能量的摄入,并在饮食干预时对儿童正常生长发育进行监测。
◆ 减少膳食中添加糖和淀粉类碳水化合物摄入。
◆ 用低 GI 食物代替膳食中的高 GI 食物。
◆ 减少膳食脂肪摄入,特别是含饱和脂肪酸较多的食物。
◆ 指导儿童合理选择和摄取食物。

对超重肥胖的儿童进行短期饮食干预,必须在营养师等专业人员指导下进行,考虑儿童的食物喜好、设计平衡膳食,保证其生长发育所需营养。

在保证儿童正常生长发育的前提下,可采用限制能量的方法,限定每天膳食总能量的摄入,低于个体代谢所需基本能量。

采用低 GI 饮食的方法,用低 GI 食物,如糙米和粗粮、水果及豆类等,代替膳食中的高 GI

食物,如精细白米或精制面粉及相应制品。

也可采用低碳水化合物或低脂饮食法,分别限制摄入的碳水化合物或脂肪总量,限定其对机体供能占每天所需能量比例。减少膳食中添加糖,如葡萄糖、果糖、蔗糖和淀粉类碳水化合物摄入,增加膳食纤维摄入。

指导儿童合理选择和摄取食物。推荐选择新鲜、天然、易消化的食物,限制高糖、高盐、高脂肪类食物(表4-1)。

表 4-1 食物推荐食用频率及种类

	营养特点	食用频率	食物举例
可经常食用	低盐、低糖、低脂	每天都可适当食用	奶及奶制品:牛奶、酸奶等 新鲜蔬菜:西红柿、黄瓜等 水果:苹果、梨、柑橘等 谷薯类:煮玉米、全麦面包、红薯、土豆等 蛋类:煮鸡蛋、鹌鹑蛋 坚果:瓜子、核桃、榛子等 豆制品:豆浆、豆腐干等
可适当食用	中等量盐、糖、脂肪	每周可以食用2~3次	奶酪、巧克力、水果干等
限制食用	高盐、高糖、高脂	每周食用1次或者更少	糖果、油炸食品、薯片、含糖饮料、水果罐头、蜜饯

【科学证据】

【关键事实】
◆ 保证超重肥胖儿童生长所需营养,限制膳食总能量的摄入,短期能有效降低儿童的体重(特别是体脂)和 BMI,改善心血管危险因素,长期效果仍有待观察。
◆ 用低 GI 食物代替膳食中的高 GI 食物,短期能有效降低超重肥胖儿童的 BMI 和 BMI-Z 评分,并且能显著改善胰岛素抵抗水平。
◆ 短期低碳水化合物(除膳食纤维以外)饮食干预能有效改善儿童肥胖程度,特别是显著降低 BMI-Z 评分和体脂率,以及血清甘油三酯和总胆固醇水平,长期效果仍有待观察。
◆ 短期低脂饮食干预能显著降低体重,改善心血管危险因素,长期效果仍有待观察。
◆ 交通灯饮食法有助于儿童形成健康的饮食习惯,减少发生肥胖的风险。

目前,针对儿童超重肥胖的饮食干预研究数量有限,干预措施有效性仍主要来自于超重肥胖成人群体的研究。

2019 年发表的一项纳入了 24 项研究共 674 名 5~18 岁儿童群体中进行的≤800kcal/d 极低能量饮食干预的 Meta 分析结果显示,超重肥胖儿童在短期极低能量饮食干预结束前后,多项指标得到了改善。其中,20 项研究发现,干预期 3~20 周后体重显著降低（-10.1kg，$95\%CI$：$-11.4\sim-8.7\text{kg}$）；10 项研究发现，干预期 $8\sim20$ 周后，BMI 显著降低（-4.9kg/m^2，$95\%CI$：$-5.6\sim-4.2\text{kg/m}^2$）。其中只纳入 $10\sim18$ 岁儿童的研究中指标改善的程度更显著，4 项研究发现体重降低（-17.7kg，$95\%CI$：$-25.1\sim-10.4\text{kg}$），3 项研究发现 BMI 降低（-5.8kg/m^2，$95\%CI$：$-6.9\sim-4.6\text{kg/m}^2$）。在极低能量饮食干预后的 $5\sim14.5$ 个月中长期随访中，超重肥胖儿童减重效果依旧显著，20 项研究发现体重降低（-5.3kg，$95\%CI$：$-8.0\sim-2.5\text{kg}$），3 项研究发现 BMI 降低（-3.4kg/m^2，$95\%CI$：$-6.9\sim-4.6\text{kg/m}^2$），4 项研究发现空腹血糖降低（$-12.5\text{mg/ml}$，$95\%CI$：$-22.5\sim-2.4\text{mg/ml}$）、4 项研究发现空腹胰岛素降低（$-7.9\mu\text{IU/ml}$，$95\%CI$：$-11.6\sim-4.1\mu\text{IU/ml}$）、9 项研究发现总胆固醇降低（$-30.6\text{mg/dl}$，$95\%CI$：$-43.7\sim-17.4\text{mg/dl}$）、4 项研究发现收缩压降低（$-12.0\text{mmHg}$，$95\%CI$：$-15.7\sim-8.2\text{mmHg}$）、4 项研究发现舒张压降低（$-5.1\text{mmHg}$，$95\%CI$：$-6.9\sim-3.4\text{mmHg}$）。少数研究中报告存在疲乏、饥饿、直立性晕眩和恶心等较轻微的不良反应。

对 1998—2019 年间发表的在 258 名 $6\sim16$ 岁儿童群体开展的 7 项 RCT 研究进行 Meta 分析发现，在 $1.5\sim6$ 个月的短期低能量饮食干预前后儿童肥胖能得到有效改善，多项指标均能有效改善。其中，7 项研究发现体重降低了 1.42kg（$95\%CI$：$-2.72\sim-0.12\text{kg}$），6 项研究发现 BMI 降低了 1.72kg/m^2（$95\%CI$：$-2.53\sim-0.92\text{kg/m}^2$），6 项研究发现 BMI-Z 评分降低了 0.60（$95\%CI$：$-1.05\sim-0.16$），4 项研究发现腰围降低了 2.66cm（$95\%CI$：$-3.57\sim-1.75\text{cm}$），2 项研究发现臀围降低了 1.84cm（$95\%CI$：$-3.36\sim-0.33\text{cm}$），4 项研究发现体脂率降低了 2.67%（$95\%CI$：$-5.08\%\sim-0.26\%$），5 项研究发现降低了血脂水平（甘油三酯：-0.23mmol/L，$95\%CI$：$-0.36\sim-0.10\text{mmol/L}$；总胆固醇：$-0.32\text{mmol/L}$，$95\%CI$：$-0.41\sim-0.22\text{mmol/L}$；低密度脂蛋白胆固醇：$-0.09\text{mmol/L}$，$95\%CI$：$-0.15\sim-0.00\text{mmol/L}$）。并且这种干预不会影响瘦体质量（$0.30\text{kg}$，$95\%CI$：$-0.07\sim0.67\text{kg}$；3 项研究）和身高（$0.01\text{m}$，$95\%CI$：$0.01\sim0.01\text{m}$；6 项研究）。

对 1998—2019 年间发表的在 395 名 $5\sim21$ 岁儿童和青少年群体开展的 7 项 RCT 研究进行 Meta 分析发现，与干预前和高 GI 饮食干预相比，$10\sim26$ 周的短期低 GI 饮食干预能有效改善多项指标。与干预前相比，6 项研究发现短期低 GI 饮食干预能有效降低 BMI（-1.29kg/m^2，$95\%CI$：$-2.44\sim-0.14\text{kg/m}^2$）和 BMI-Z 评分（$-0.20$，$95\%CI$：$-0.30\sim-0.09$），4 项研究发现能有效降低空腹胰岛素水平（$-4.28\text{mU/L}$，$95\%CI$：$-6.63\sim-1.94\text{mU/L}$），6 项研究发现能有效降低稳态模型胰岛素抵抗指数（HOMA-IR，-0.52，$95\%CI$：$-0.94\sim-0.09$）。与高 GI 饮食干预相比，6 项研究发现短期低 GI 饮食干预能显著降低 BMI（-0.90kg/m^2，$95\%CI$：$-1.47\sim-0.34\text{kg/m}^2$），4 项研究发现能显著降低空腹胰岛素水平（$-3.91\text{mU/L}$，$95\%CI$：$-7.19\sim-0.64\text{mU/L}$），6 项研究发现能显著降低 HOMA-IR（$-0.80$，$95\%CI$：$-1.41\sim-0.19$），但对儿童的腰围、体脂率、空腹血糖水平和血脂影响不显著。

对 1998—2019 年间发表的在 $7\sim18$ 岁儿童群体开展的多项 RCT 研究进行 Meta 分析发现，短期低碳水化合物饮食能有效改善多项指标。在这些研究中，降低了膳食碳水化合物所占能量供应比，不同研究中碳水化合物所占能量供应比为 $20\%\sim43\%$ 之间。与干预前相比，3 项研究发现干预后能使肥胖儿童的体重降低（-5.00kg，$95\%CI$：

$-5.50\sim-4.49\mathrm{kg}$),4项研究发现能使 BMI 显著降低($-2.97\mathrm{kg/m^2}$,$95\%\,CI$:$-4.24\sim-1.69\mathrm{kg/m^2}$),2项研究发现能使 BMI-Z 评分显著降低($-0.27$,$95\%\,CI$:$-0.28\sim-0.26$),3项研究发现能使体脂率显著降低($-2.64\%$,$95\%\,CI$:$-4.68\%\sim-0.60\%$),4项研究发现能显著改善血清甘油三酯($-22.55\mathrm{mg/dl}$,$95\%\,CI$:$-38.17\sim-6.93\mathrm{mg/dl}$)和血清总胆固醇($-5.30\mathrm{mg/dl}$,$95\%\,CI$:$-9.58\sim-1.02\mathrm{mg/dl}$)水平。与对照组相比,2项研究发现低碳水化合物饮食能有效降低肥胖儿童 BMI-Z 评分(-0.06,$95\%\,CI$:$-0.08\sim-0.04$),4项研究发现能有效降低血清甘油三酯($-18.90\mathrm{mg/dl}$,$95\%\,CI$:$-34.95\sim-2.86\mathrm{mg/dl}$),但是对胰岛素抵抗没有明显保护作用。

长期以来减肥或预防肥胖的主流观点是减少脂肪的摄入,即低脂饮食,但在儿童中进行的干预研究较少。仅有的2项在10~18岁儿童中进行的 RCT 研究显示,短期低脂饮食干预(脂肪供能比分别为25%和<30%;干预前后自身对照)能有效改善肥胖儿童的 BMI($-2.04\mathrm{kg/m^2}$,$95\%\,CI$:$-3.38\sim-0.69\mathrm{kg/m^2}$;2项研究)、甘油三酯($-0.13\mathrm{mmol/L}$,$95\%\,CI$:$-0.21\sim-0.06\mathrm{mmol/L}$;2项研究)和血清总胆固醇($-0.36\mathrm{mmol/L}$,$95\%\,CI$:$-0.59\sim-0.12\mathrm{mmol/L}$;2项研究),但仍需要更多的研究证据。

为了方便选择食物,英国等国家建议在预包装食品包装上使用"交通灯标签"。交通灯标签系统将食物分为3类,分别称为红灯食物、黄灯食物、绿灯食物,其中脂肪、糖和盐的含量由红色(高)、黄色(中)或绿色(低)表示。目前对于交通灯饮食法的临床干预研究还较少,有限的 RCT 研究显示,应用交通灯饮食法可有效降低超重儿童的 BMI 并帮助改善儿童的饮食习惯,但仍需要进一步的研究证据。

目前,我国虽尚未要求在预包装食品上强制性标示交通灯食品标签,但可以参照对食物的交通灯分类原则指导儿童选择和摄取食物。推荐儿童选择新鲜、天然、易消化的食物,限制高糖、高盐、高脂肪类食物。

关于儿童肥胖的饮食临床干预方面的文献仍较少,干预时间较短,纳入的人数较少,研究结果并不完全一致,研究主要集中在欧美儿童人群。因此,亟须在中国儿童中进行高质量的临床干预研究,以期为儿童肥胖的饮食干预提供更加充分和科学的证据。

> **要点**:推荐在保证儿童正常生长发育的前提下,限制膳食总能量的摄入;减少膳食中添加糖和淀粉类碳水化合物摄入,尽可能用低 GI 食物代替膳食中的高 GI 食物;减少膳食脂肪摄入,特别是含饱和脂肪酸较多的食物。饮食干预需要在专业人员(如营养师)指导下进行,更有效的增加减重的科学性、可持续性和成功率。

第二节 运动干预

对于超重肥胖儿童,应在实施营养干预的同时,增加身体活动干预,实现超重肥胖儿童体重的有效管理。由于超重肥胖儿童的运动能力比正常儿童差,因此,对超重肥胖儿童的身体活动干预应遵循循序渐进的原则,在使其身体活动水平逐渐增加到一般儿童的身体活动推荐量的基础上,根据减、控体重的目的,实施有计划的个性化身体活动干预,对增加能量消耗、提高超重肥胖儿童生理功能、改善健康水平有积极的影响。

【关键推荐】

> ◆ 超重肥胖儿童在日常身体活动尽可能达到一般儿童推荐量的基础上,应遵循循序渐进原则,根据超重肥胖儿童的运动能力进行有计划的有氧运动(3~5 次/周)和抗阻(2~3 次/周)运动干预,并形成长期运动的习惯。
>
> ◆ 每次的身体活动干预以超重肥胖儿童喜欢的大肌群参与的身体活动为主,逐渐达到每次至少 50 分钟的中高强度身体活动。
>
> ◆ 为了提高或保持降体重的效果,在超重肥胖儿童的能力范围内,增加运动量时,可首先延长每次运动时间,再增加运动频率,最后增加强度。

有目的、有计划的身体活动干预是增加能量消耗、提高身体功能、改善健康水平的有效手段。超重肥胖儿童普遍存在身体活动不足、运动能力差的问题。因此,对超重肥胖儿童的运动干预应遵循循序渐进的原则,首先提高其日常身体活动水平以达到一般儿童的身体活动推荐量。在此基础上,根据其运动能力进行有计划的个性化运动干预。有氧运动能有效降低 BMI,因此超重肥胖儿童应以有氧运动为主,运动干预频率为每周 3~5 次;抗阻运动能加强超重肥胖儿童的肌肉力量和身体功能,减少其他慢性病的危险因素,运动干预频率为每周 2~3 次,每次间隔 1~2 天进行。抗阻运动可与有氧运动联合进行,通常先进行抗阻运动再进行有氧运动。

为保证运动干预的顺利实施,应首先选择超重肥胖儿童喜欢的运动项目,设计以大肌群参与为主的动作。根据运动能力,在适宜的运动强度下,逐渐延长运动时间达到 60 分钟;随后可增加运动强度,再由较短时间延长到 60 分钟;进而循序渐进地提高运动能力,达到增加能量消耗的目的。因此,在膳食营养干预的同时,超重肥胖儿童应在达到每次至少 30 分钟的中高强度身体活动(40%~90%HRR/VO_2R,HRR/VO_2R:心率储备或储备摄氧量,心率储备=最大心率−安静心率,储备摄氧量=最大摄氧量−安静摄氧量运动),期间可适当实施奖励机制,以提升其运动完成度和坚持度。在有氧和抗阻联合的运动干预中,随着超重肥胖儿童运动能力的提高,可逐渐达到每次 20~30 分钟的中等强度(40%~60%HRR/VO_2R)间歇性抗阻运动加 40~60 分钟中等强度(40%~60%HRR/VO_2R)持续有氧运动。

【科学证据】

> 【关键事实】
> ◆ 每周 3~5 天,每天 1 次,每次 50~60 分钟中等及以上强度运动,持续 8 周以上,可明显降低超重/肥胖儿童的 BMI、体脂率和内脏脂肪含量。
> ◆ 肥胖儿童进行持续 12 周,每周 3 天,每天 50 分钟的中等强度有氧运动或有氧结合力量练习的运动均可使 BMI-Z 评分显著降低,安全的间歇性高强度运动练习同样可以降低儿童尤其肥胖儿童的 BMI 和脂肪含量。

大量研究证实,运动对超重/肥胖儿童的 BMI、BF%和腰围有显著的积极作用。2020 年发表的一项对肥胖儿童进行营养建议干预、营养联合有氧运动干预的研究表明,为期 9 个月的营养联合有氧运动干预可降低 8~12 岁儿童的 BMI 和体内脂肪,但仅接受营养建议的人群体重反而增加。目前,对超重肥胖儿童的运动干预时长为 8~24 周不等,多数干预集中在 20 周左右,干预频率为每周 3~5 次,单次干预时间为 40~120 分钟,多数集中于 50 分钟左右。分析显示,每周 3~5 次,干预时间集中于 50~60 分钟的中等强度有氧运动能够对肥胖儿童的炎症因子、胰岛素敏感性、血糖、血脂、血压、心肺功能、运动表现和 ICAM-1、VCAM-1、ApoB1 以及 ApoB/ApoA1 等指标产生良好改善。一项 RCT 研究结果也表明,营养联合运动的干预可显著降低肥胖儿童腰臀比和胆固醇水平,并改善动脉内皮功能,并且在运动干预结束后的一年中仍坚持运动的儿童的血管功能明显好于停止运动的儿童。目前,间歇性高强度运动干预对儿童肥胖的影响引起了高度关注。2018 年一项纳入了 15 个随机对照临床试验的 Meta 分析显示,间歇性高强度运动干预能有效降低肥胖儿童的 BMI($-0.295kg/m^2$,$95\%CI:-0.525\sim-0.066kg/m^2$),体脂($-0.786$,$95\%CI:-1.452\sim-0.120$)。

不同的干预方式和干预时间对肥胖及其他指标的干预效果存在一定差异。其中有氧运动改善 BMI 的效果最佳,而有氧运动结合抗阻运动是最有效的降低脂肪含量和体脂百分比的运动方式。加拿大一项通过对肥胖青少年进行 26 周(每周 4 次)运动的 RCT 研究发现,有氧训练、抗阻运动以及它们的组合均可降低肥胖青少年的腹部皮下脂肪、体脂率。有氧和抗阻运动训练结合在降低体脂百分比、腰围方面往往优于单独进行有氧训练,并且可以全面改善健康状况,但单独进行任何一种运动都可以获得显著的好处。一项对 2~18 岁超重肥胖儿童运动干预效果的 Meta 分析结果表明,(14.1 ± 6.2)周,每周(3.3 ± 1.1)天,每次(42.0 ± 21.0)分钟的有氧运动可显著降低超重肥胖儿童的 BMI($-1.0kg/m^2$,$95\%CI:-1.4\sim-0.6kg/m^2$)、脂肪量($-2.1kg$,$95\%CI:-3.3\sim-1.0kg$)和体脂百分比($-1.5\%$,$95\%CI:-2.2\%\sim-0.9\%$);在抗阻运动组也观察到了体脂百分比($-1.3\%$,$95\%CI:-2.5\%\sim-0.1\%$)的显著降低;而有氧结合抗阻运动可使 BMI($-0.7kg/m^2$,$95\%CI:-1.4\sim-0.1kg/m^2$)、脂肪质量($-2.5kg$,$95\%CI:-4.1\sim-1.0kg$)、体脂百分比($=-2.2\%$,$95\%CI:-3.2\%\sim-1.2\%$)显著降低。对 5~18 岁超重肥胖儿童的运动干预结果的 Meta 分析发现,每周 3~5 次,每次 50~60 分钟的中等强度有氧运动能够对肥胖儿童的炎症因子、胰岛素敏感性、血糖、血脂、血压、心肺功能、运动表现和细胞间黏附分子-1、血管细胞黏附分子-1、载脂蛋白 B 以及载脂蛋白 B/载脂蛋白 A1 等指标产生良好改善。

要点:为达到超重肥胖儿童科学减、控体重,提高健康水平的目的,建议超重肥胖儿童在达到一般儿童日常身体活动推荐量的基础上,应循序渐进实现每周 3~5 次,每次至少 30 分钟的有计划的中高等强度的个性化运动干预。有体育老师指导的间歇性高强度运动干预也是一个好的选项。运动方式以有大肌群参与的有氧运动为主,并辅以抗阻运动。帮助超重肥胖儿童建立长期运动的习惯,以实现运动干预效果的可持续性和最大化。

第三节　行为干预

越来越多的系统综述和临床实践表明,儿童肥胖的防控不仅需要考虑膳食、身体活动等因素,还需要考虑行为干预。行为干预在超重肥胖儿童的体重干预中具有显著改善效果,是超重肥胖儿童体重控制干预措施的重要组成部分,它强调从认知出发,协助个体逐渐引起行为改变,进而形成健康的生活方式,以获得长期坚持有效的肥胖控制行为,最大限度地减少体重反弹的问题,从而有效控制肥胖率的增长。

【关键推荐】

◆ 在合理膳食和增加身体活动的基础上,实施行为干预。
◆ 采用认知重组、目标设定、自我监测等行为改变方法。
◆ 鼓励父母或其他家庭成员共同参与。

对于超重肥胖儿童的干预,宜在合理膳食和适量身体活动的基础上,增加行为干预,并以学校、家庭等日常生活场所为实施场合,家长和儿童共同参加,持之以恒。

行为干预的核心内容包括认知重组、目标设定和自我监测。

认知重组或心理疏导:由专业的心理医生或心理健康专家帮助超重肥胖儿童实施,通常以团体或个人授课的形式开展。通过一段时间的心理课程,有助于帮助超重肥胖的儿童识别并挑战他们的消极想法,并用其他积极的想法取而代之。

目标设定:由专业人员、家长和孩子一起根据具体情况进行讨论。根据需要矫正的不健康行为和生活方式的情况设定具体的目标和时间。目标包括短期的行为改变计划和长期的体重控制目标。比如,不再喝含糖饮料;不再吃快餐;每天吃蔬菜水果;每周运动至少5天,每天运动至少30分钟;如看电视,每天看电视时间控制在1小时以内。

自我监测:每位超重及肥胖儿童尽可能记录整个干预过程中的行为、体重的变化情况,家长可协助记录并监督、检查记录。

行为干预的流程见图4-1。

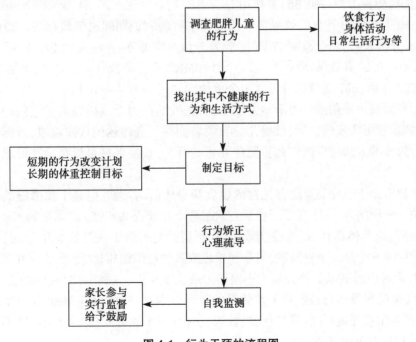

图 4-1　行为干预的流程图

【科学证据】

【关键事实】

◆ 实施行为干预对控制超重肥胖儿童体重具有一定效果。

◆ 合理运用行为改变方法可以改变超重肥胖儿童的行为,长期保持可以帮助其形成健康的生活方式。

◆ 父母参与、有效干预时长、持续时间等诸多因素可以影响行为干预的效果。

◆ 行为干预不良反应很小甚至无不良反应,且低强度的行为干预易实现。

研究表明,饮食行为改变和日常锻炼是儿童超重肥胖防控的有效措施。为改变饮食和身体活动行为习惯,通常需要采取行为干预措施。行为干预在超重肥胖儿童的体重干预中具有一定效果,它强调从认知出发,协助个体逐渐引起行为改变,进而形成健康的生活方式,以获得长期坚持有效的肥胖控制行为,最大限度地减少体重反弹的问题,从而有效控制儿童肥胖。目前,针对超重肥胖儿童的体重干预项目大多采用多学科的综合干预措施,即膳食、身体活动、行为干预相结合。

目前,有关行为干预措施对超重肥胖儿童体重控制效果的研究主要集中在干预措施的效果、干预结束后体重维持的效果、有效行为干预的方法及影响干预的措施上。2017 年发表的一项 Meta 分析表明,包含行为干预的综合干预措施对降低 12~17 岁超重肥胖儿童的 BMI(-1.18kg/m^2,$95\%CI$:$-1.67 \sim -0.69\text{kg/m}^2$)或 BMI-Z 评分($-0.13$,$95\%CI$:$-0.21 \sim -0.05$)均有效果;行为干预对改善超重肥胖儿童的体重也有效果(-3.67kg,$95\%CI$:$-5.21 \sim -2.13\text{kg}$)。还有一项 Meta 分析表明,行为干预对于降低 2~18 岁超重肥胖儿童的 BMI-Z 评分(-0.54,$95\%CI$:$-0.73 \sim -0.36$)有作用。

改善 BMI 与 BMI-Z 评分的效果在干预结束之后的随访期间也依然存在。2016 年发表的一项 Meta 分析表明,在干预刚结束时,行为干预对降低 0~6 岁儿童 BMI-Z 评分(-0.3,$95\%CI$:$-0.4 \sim -0.2$)有效果;随访 12~18 个月,BMI-Z 评分降低 0.4 个单位($95\%CI$:$-0.6 \sim -0.2$);随访 2 年后,BMI-Z 评分降低 0.3 个单位($95\%CI$:$-0.4 \sim -0.1$)。

行为干预研究中采用的行为干预方法不同,有效的行为干预措施通常包括一系列行为改变方法,如设置可实现的目标、鼓励儿童自我监测等。合理运用认知重组、目标设定和自我监测等行为改变方法可以改变超重肥胖儿童的行为,长期保持可以帮助其形成健康的生活方式。

行为干预有助于改变超重肥胖儿童的膳食和身体活动习惯,但是干预措施的效果与诸多因素有关。一项纳入了 42 项基于生活方式减重干预研究共 6 956 样本量的 Meta 分析,干预方式包括膳食、身体活动、行为改变策略,干预组接受有效干预时长 ≥26 小时,相当于每周 1 小时并持续 6 个月。结果发现,与常规护理或其他对照组相比,干预组 BMI-Z 评分下降 0.10~0.77,而对照组 BMI-Z 评分显示小幅增加或无变化。一项针对 10~19 岁儿童的 Meta 分析表明,父母的积极参与是影响干预效果的重要因素之一,但也有 Meta 分析发现有无父母参与、干预类型或环境不同(医疗保健、社区、学校)或干预方式(个人与小组)不同的超重肥胖亚组间 BMI 与 BMI-Z 评分均没有差异。

此外,Meta 分析表明,行为干预具有不良反应很小甚至没有不良反应的优点,且低强度的行为干预很容易实现。

> **要点**:在保证膳食和身体活动干预的前提下,行为干预有助于改善超重肥胖儿童的体重、BMI/BMI-Z 评分。

第四节 其他干预措施

目前公认的儿童肥胖的管理方案主要包括合理膳食、适量身体活动、行为矫正,若这些措施达不到控制体重的目的,必要时可考虑药物治疗和手术治疗。

安全有效的减重药物很少,治疗肥胖的药物主要有抑制食欲、减少能量摄入、增加能量消耗的药物以及降糖药等。

国内外多项研究支持二甲双胍治疗儿童肥胖的效果,但是由于儿童仍处于生长发育期,尚没有远期不良反应的研究,美国 FDA 仅批准其适应证为 10 岁以上 2 型糖尿病患儿。故考虑应用该药时需严格平衡利弊,由儿科专业医生评估,在严密监测下进行。

国外有研究显示,奥利司他在儿童减重方面有效,但是国内尚没有关于儿童应用奥利司他的研究报道,而且奥利司他在胃肠道方面的不良反应也是很突出的,故奥利司他的应用更需要在儿科专业医生的严格评估下应用。

因此,对于年龄不到 12 岁的儿童,一般不建议进行药物治疗,除非特殊情况下,如出现比较严重的并发症,必须在专业儿科机构开具处方的情况下使用,并且全程应由专业儿科机构中对该年龄段有丰富处方经验的多学科小组进行药物监测、心理支持、饮食运动及行为干预等。

对于重度肥胖的个体,仅靠饮食、行为干预及药物治疗很难达到显著长期有效的减重效果。减重手术在成人中已被广泛证实是安全有效的,虽然目前尚无非常充分的证据推荐儿童采用外科手术减重,但是对部分肥胖的儿童采用手术减重已经引起了越来越多的关注。减重手术应该作为其他措施均失效的情况下的最后一个选择。推荐多学科团队合作的方法,团队成员应该包括经验丰富的减重外科医生、儿科医生、儿童肥胖专科医生、护士、个案管理师、营养师以及儿童心理医生或精神病医生。儿童减重手术的远期并发症主要是营养素缺乏,特别是铁、维生素 B_{12}、维生素 D 和维生素 B_1 等营养素缺乏,可能会影响正常的生长发育。对于此类患者进行长期监测和管理、终身补充维生素和微量元素非常重要。然而儿童依从性相对较差,据报道,只有 13% 的儿童能够坚持所有营养补充剂处方,如何解决这个问题仍然是个难题,需要借助减重团队、患者及其家属、老师的共同管理。同时患儿手术后可能面临新的、特殊的、多方面的临床问题,例如饮食习惯需要适应新的胃肠生理,因此推荐减重手术后进行多学科长期随访监测,由主诊医师或个案管理师对患儿体重、营养、精神等一般情况,肥胖相关并发症、手术相关并发症和患儿心理状态进行随访与监测,根据随访结果进行相应的处理。

> **要点**:在膳食、身体活动、行为矫正等其他干预措施均失效且符合指征的情况下,药物治疗和手术治疗可以考虑作为儿童肥胖干预的最后选择,且必须由专业儿科机构中对该年龄段有丰富处方经验的多学科小组执行。

干预措施与儿童肥胖的关系见表4-2。

表4-2 干预措施与儿童肥胖的证据

条目	与儿童肥胖的关系	观察人群
低碳水化合物饮食	短期低碳水化合物饮食干预有助于儿童的体重管理,降低肥胖发生风险,并能改善部分儿童心血管疾病相关危险因素。但长期效果仍有待确定	澳大利亚、非裔美国人、美国、土耳其、以色列、英国人群,共161人
能量限制饮食	短期能量限制饮食干预有助于儿童的体重管理,降低肥胖发生风险,并能改善儿童的心血管疾病相关危险因素。但长期效果仍有待确定	巴西、中国香港、法国、以色列、奥地利、美国人群,共258人
低脂饮食	短期低脂饮食干预有助于儿童的体重管理,对肥胖儿童心血管危险因素具有明显改善作用,能降低肥胖和心血管疾病发生风险。但长期效果仍有待确定	澳大利亚、美国人群,共50人
低GI饮食	短期低GI饮食干预有助于儿童的体重管理,降低肥胖发生风险,并能改善儿童的胰岛素抵抗相关指标。但长期效果仍有待确定	伊朗、泰国、中国香港、美国、意大利、欧洲人群,共395人
交通灯饮食法	应用交通灯饮食法有助于儿童形成健康的饮食习惯,减少发生肥胖的风险	美国、澳大利亚等人群,共924人
运动干预	运动干预有助于超重肥胖儿童的减控体重管理,并能提高其身体功能,改善慢性病相关危险因素	巴西,加拿大,伊朗,中国香港,美国(拉丁裔),塞尔维亚,美国,日内瓦,韩国,瑞士等人群,共4 898人
行为干预	适当增加行为干预,采用认知重组、目标设定、计划制定、自我监测等行为干预方法,鼓励家庭成员共同参与	美国、荷兰、伊朗、希腊、英国、澳大利亚、加拿大、墨西哥、法国、泰国等人群,共19 097人
药物治疗	二甲双胍对儿童减重有效	美国、中国、荷兰、西班牙、德国、英国、意大利人群,共1 924人
	奥利司他对儿童减重有效	美国、加拿大、中国香港人群,共674人
手术治疗	10~17岁儿童肥胖患者行减重代谢手术能够获得显著的短期减重效果,且效果能维持36个月	澳大利亚、瑞典、美国、意大利、葡萄牙、德国、阿拉伯、以色列人群,共1 476人

第五章　儿童肥胖防控的支持性环境

儿童肥胖的发生发展受多方面因素的影响,包括所处的物质环境和社会环境等,而并不是只有个体特征决定。因此,在制定儿童肥胖的干预措施时,需要把环境因素考虑在内。影响儿童肥胖的环境因素是指儿童生活于其中并与之相互作用的不断变化的环境,涵盖家庭、学校、社区、社会文化等,直接或间接影响儿童肥胖的发生发展。

第一节　家庭环境

儿童肥胖的防控需建立以家庭为基础的策略。儿童的食物摄入与家庭食物的可及性有关;父母的行为和榜样作用与儿童的食物摄入、身体活动水平具有相关性;以参与、鼓励、说服、结构化为特点的权威型喂养模式可能降低儿童肥胖风险;限制不健康食物,引导健康食物摄入的家庭食物规则与儿童的健康饮食行为有关。应建立健康的家庭环境,多提供健康的低能量食物,建立家庭食物规则,通过父母的行为示范,鼓励和支持儿童健康行为的养成。

【关键推荐】

> ◆ 保证家庭共餐,家庭要多提供健康的低能量食物,减少提供不健康的高能量食物。
> ◆ 父母以身作则,通过行为示范作用,鼓励和支持儿童健康行为,包括饮食和身体活动等的养成。
> ◆ 积极创建促进儿童增加身体活动的家庭环境。
> ◆ 家庭要采取鼓励型、权威型喂养模式,并建立以健康为导向的食物规则。

家庭是儿童获得食物的第一场所,应尽量在家就餐,保证儿童经常并方便获得低能量、营养密度高的健康食物,如新鲜蔬菜水果、全谷物、奶制品等;减少提供高能量、营养密度低的不健康食物,如油炸食品、含糖饮料等。

儿童行为的发展和形成,主要模仿家庭中的成年人。因此,父母是儿童健康行为和生活方式养成的重要责任人。父母应以身作则,提高自身的营养健康素养,通过言传身教,鼓励和支持儿童健康行为的养成。父母应经常组织适合家庭参与的身体活动,如一起快走、慢跑、打球等,为孩子创造更多的身体活动机会,并提供必要的装备。同时减少家庭中手机、电视、平板电脑等电子产品的易得性,限制儿童的屏幕时间,尽可能减少孩子的久坐行为。

父母需采用高要求高响应的权威型陪伴式模式养育儿童,认识到并尊重儿童的观点,以合理、民主,而非纵容、忽视或强制喂养。父母应该对儿童提出合理的要求并说明要求儿童遵守的原因,说服儿童能够遵从指导。同时,应了解儿童的需求,更多的接纳儿童的观点并予以回应。此外,家庭需建立健康的食物规则,尤其限制摄入不健康食物的规则。

【科学证据】

> 【关键事实】
> ◆ 家庭对于儿童食物选择和身体活动水平具有非常重要的影响,包括物理环境、经济环境、家庭规则、社会文化环境。
> ◆ 儿童的食物摄入与家庭食物的可及性有关。
> ◆ 家庭支持性环境是培养孩子健康行为和生活方式的关键。
> ◆ 以参与、鼓励、说服、结构化为特点的权威型喂养模式与儿童低 BMI 有关,可能降低儿童肥胖风险;限制不健康食物,引导健康食物摄入的家庭食物规则与儿童的健康饮食行为有关。

家庭对于儿童食物选择和身体活动水平具有非常重要的影响,儿童肥胖防控需建立以家庭为基础的策略。导致儿童肥胖的家庭环境包括影响食物选择和身体活动水平的物理环境、经济环境、家庭规则、社会文化环境等,其中物理环境涵盖家庭食物可及性和运动游戏设施的配置等,经济环境是指家庭用于食物和运动方面的支出,家庭规则是指家庭关于食物和身体活动的规则,社会文化环境则指父母的行为示范和家庭行为支持。

家庭食物可及性主要是指特定的食物在家中是否可以得到,儿童的食物喜好与其所暴露的食物环境有关,因此家中食物的可及性对于儿童食物偏好的形成具有很大影响。Meta 分析结果显示,家中健康食物如蔬菜水果的可及性与儿童摄入健康食物显著相关($r=0.24$,$P<0.05$),而不健康食物如高脂肪高能量食物的可及性与儿童摄入不健康食物明显关联($r=0.34$,$P<0.05$)。

家庭是儿童行为发展和形成的重要场所,父母在其中扮演着榜样和教育者的角色,潜移默化地影响儿童的认知、饮食和身体活动等行为。相关性研究发现,父母积极引导与儿童的蔬菜水果摄入量呈正相关,与含糖饮料摄入量呈负相关。Meta 分析结果显示,父母的行为对儿童食物消费行为的影响具有同质性和显著性,父母的榜样作用(在儿童面前摄入健康食物,或者在儿童面前摄入健康食物的同时鼓励儿童摄入健康食物)与儿童的食物消费具有相关性(健康食物 $r=0.32$,不健康食物 $r=-0.35$,P 值均<0.05),父母与儿童营养素摄入的相关系数分别为 0.20(脂肪供能比,$95\%CI$:$0.13\sim0.28$,$P<0.05$)、0.21(能量,$95\%CI$:$0.18\sim0.24$,$P<0.05$)。

家庭环境是影响儿童身体活动的重要因素。在我国,学龄儿童忙于各种课外学习、艺术技能培训等,对闲暇生活的安排有 70% 的儿童会依赖家长,其中 15% 是完全依赖家长,而仅 37.5% 的儿童从家庭和亲友处得到了身体活动的支持。一项针对以家庭为基础减少儿童久坐时间的干预效果综述显示,父母的参与程度是干预是否成功的重要决定因素。父亲的支持行为($OR=2.32\sim3.20,95\%CI:1.66\sim4.3$)和母亲的支持行为($OR=1.87\sim2.74,95\%CI:1.35\sim3.69$)对于学龄儿童均能明显提高他们中高强度身体活动水平。家长参与体育活动的频率每提高一个档次,儿童的运动意愿就在原有基础上提高 1.16 倍。一项纳入了 1 328 对亲子对的研究结果表明,父母中高强度运动量与儿童中高强度运动量相关($\beta_i=0.28,P<0.05$),父母中高强度运动量每增加 20 分钟,孩子的中高强度运动量增加 5~10 分钟。将 102 名 6~12 岁身体活动不足的儿童随机分为身体活动干预+教育干预组($n=52$)和教育干预组($n=50$),结果也发现基于家庭的身体活动干预明显增加学龄儿童中高强度身体活动水平($\beta=-0.05,P<0.05$),并提高了他们的有氧工作能力($d=0.26,P=0.04$)。

根据家长对儿童的要求以及儿童的行为响应,家庭喂养模式一般分为高要求高响应的权威模式、高要求低响应的专制模式、低要求高响应的宽容模式以及低要求低响应的忽视模式。其中权威型喂养模式是一种具有控制性但又比较灵活的喂养方式,也可称之为民主型,这种类型的父母会对儿童提出合理的要求,并且会谨慎地说明要求儿童遵守的原因,保证儿童能够遵从指导,同时权威型父母能够认识到并尊重儿童的需求,更多地接纳孩子的观点并给予回应。专制型喂养模式是一种限制性很强的喂养方式,通常父母会提出很多种规则,希望儿童严格遵守,一般他们不会跟儿童解释这些规则的必要性,也不会察觉到儿童自己的观点,而是强制性迫使儿童去顺从,如果不顺从就会直接惩罚。宽容型喂养模式就是常说的溺爱型,是一种接纳且放纵的喂养方式,这种类型的父母有较少的要求,缺乏规则,无限制满足。忽视型喂养模式是以完全不参与(控制)儿童饮食行为为特点,这是一种非常放任且具有较低要求的喂养方式。一项纳入 11 项前瞻性队列研究的系统综述显示,与其他喂养模式相比,权威型喂养模式与儿童较低 BMI 有关,可预防儿童的超重肥胖($P<0.05$)。关于家庭食物规则与儿童饮食行为及肥胖的系统综述结果显示,制定限制不健康食物摄入的食物规则有助于减少儿童摄入该类食物($r=-0.11,P<0.05$),尤其是对于 7 岁及以上年龄的儿童($r=-0.20,P<0.05$)。一项在美国 1 246 名公立中学生中的调查结果显示,家中有健康食物规则与其选择健康零食具有相关性($OR=1.85,95\%CI:1.41\sim2.45$)。

> **要点:**既往关于家庭环境与儿童超重肥胖的关系缺乏直接证据,结局指标一般为行为,且多为观察性研究,还需要更多前瞻性或干预性研究的证据支持。家庭应营造健康食物环境,父母以身作则,鼓励和支持儿童建立健康饮食行为和生活方式,可能会降低儿童超重肥胖的风险。

第二节　校园环境

儿童接受能力强,而且一天之中大部分时间都是在学校或幼儿园度过,儿童间的互相影响,教师的教育与管理,使得学校和幼儿园成为儿童肥胖防控的重要场所。学校和幼儿园制定并实施营养健康政策、开展营养健康教育,提供营养均衡的食物,有利于儿童健康饮食行为和生活方式的养成。学校和幼儿园也应该制定并实施促进儿童身体活动的政策，营造健康的环境，保障儿童的身体活动时间和强度，对儿童超重肥胖的防控有着积极的影响。

【关键推荐】

◆ 学校、幼儿园制定并实施营养健康政策。

◆ 加强学校、幼儿园营养、运动健康教育，增强学校工作人员的示范作用。

◆ 提供营养均衡的校园餐。

◆ 小卖部禁止售卖高糖高脂肪食物，提供充足的符合卫生标准的饮用水。

◆ 鼓励增加课外活动时间，提供适合不同年龄学生的运动设施。

学校、幼儿园借鉴国内外已有经验，制定并实施营养健康政策。例如，加快营养立法；完善儿童营养教育相关政策，培训专业师资力量，综合开展营养教育宣传措施；执行《学生餐营养指南》，为儿童提供健康的校园餐；制定相关政策，限制不健康食品的供应，创建校园支持性环境等。

学校、幼儿园应设立营养健康课，配备经过培训的教师，开展多种形式的营养健康教育活动，将营养知识和技能融入日常教学，从小培养儿童营养素养。校园教职员工的饮食行为和生活方式对儿童产生潜移默化的影响，因此，需要以身作则，发挥示范作用。不用零食和饮料作为奖惩儿童的手段。鼓励教职员工课间休息多做户外活动，也可以和儿童们一起运动。

有条件的学校、幼儿园可以种植一些蔬菜水果，还可以开展食物制作的课程，让儿童通过实践了解和认识食物，增加对蔬菜水果的喜爱，从而增加蔬菜水果的摄入量。

有食堂或采用送餐的学校、幼儿园，应有带量食谱，食谱设计的时候要考虑到儿童生长发育的营养需求，并保证校园餐实际的用量与带量食谱一致。开展幼儿园、学校供餐人员培训，对菜肴的口味与制作方式等进行改善，做到营养又美味。建立老师陪餐制度，鼓励儿童吃完食物，不浪费。

学校、幼儿园里的自动售卖机和小卖部是儿童获得零食的重要途径，需要逐步加强引导和管理。避免提供高油、高盐、高糖的食物，保证坚果、纯牛奶、新鲜水果等食物的供应。提供安全、免费的白水，保证儿童在学校、幼儿园可以便捷地饮用到足量的白水。

学校要规范落实体育课的指导作用，提供高质量的体育教育，身体活动干预应与体育健康教育相结合，指导学生正确、有效地进行身体活动。在体育课上加强阻力训练、柔韧性训练等，以弥补学生平时专项运动不足的情况。保证落实每天至少60分钟身体活动、一周至少有3次高强度身体活动，增强骨骼、肌肉运动，提高耐力和灵活性。鼓励增加课外活动时间，鼓励课间进行丰富多彩的身体活动，不占用课间、课外活动时间，以减少久坐时间。幼儿园学校应该提供适合儿童特点的运动设施，保证户外、室内都有足够的运动场地。定期有专业人员对运动设备进行检修，以保证其安全性。

【科学证据】

> **【关键事实】**
> ◆ 国内外已经制定了相关校园营养政策,经验值得借鉴。
> ◆ 增强营养教育可以增加儿童的营养健康知识,改善儿童饮食行为,提高蔬菜、水果的摄入量,减少含糖饮料的摄入,对降低 BMI 有着积极作用。
> ◆ 学校合理供餐是保证学生膳食平衡的重要渠道。
> ◆ 校内小卖部、自动售卖机增加能量的额外摄入。
> ◆ 加强以学校为基础的身体活动,可以提升身体素质,降低 BMI。

为了解决日趋严重的儿童肥胖问题,国内外制定了相关校园营养政策,经验值得借鉴。日本是最早为学生营养工作立法的国家,从 1947 年开始先后制定了《学校供餐法》《营养改善法》等,保证了学校供餐计划的顺利实施。2005 年,日本颁布了世界上第一部有关饮食教育的法律:《食育基本法》,并于 2006 年开始实施"食育推进基本计划"。美国、瑞典、芬兰、泰国等多个国家均有学生营养立法。美国、日本等国家儿童营养工作取得的相关成就,营养立法起着不容忽视的作用。据不完全统计,目前近 90 个国家先后开展了以校园为基础的营养健康教育,美国、日本、澳大利亚、印度、德国等国家在儿童营养教育方面取得了良好的效果,经验值得借鉴。美国的学校供餐体系包括学校午餐计划、学校早餐计划、专项牛奶计划、新鲜蔬菜和水果计划等,几乎覆盖全美义务教育阶段的所有在校学生。美国的学生餐标准是强制性标准,针对美国居民高能量、高脂肪、高蛋白摄入的特点,规定了能量、蛋白质、脂肪等 8 种营养素供给量。日本从 1947 年开始推行学校供餐,逐步在中小学校中普及,对提高日本儿童的体质和智力起了很大作用。很多发展中国家或地区都在政府财政支持下,向学生提供牛奶为主的乳制品作为课间餐或午餐。2017 年,我国发布了《学生餐营养指南》,该标准适用于为中小学生提供早餐、午餐或晚餐的学校食堂或供餐单位。2013 年北京市教委规定,除寄宿制学校外,中小学原则上不得在校内开办商品部(小卖部),严格控制和管理汉堡包、方便面等食品的出售,不得出售碳酸饮料等不利于健康的食品饮料。

营养健康教育是提升儿童营养素养的重要途径。让儿童从营养判断食物的优劣,而不只是通过口感与价格,提升孩子自我选择健康食物的能力。2015 年发表的一项纳入了在法国、美国、爱尔兰、澳大利亚、意大利等国家开展的 49 项研究的 Meta 分析显示,60% 的营养课程可以提升小学生蔬菜水果的摄入量或喜好度($P<0.05$),并且减少能量的摄入($P<0.05$)。一项在 747 名美国 10 岁儿童中开展的 RCT 研究结果显示,参加营养教育课程干预组的学生摄入更多水果($P<0.01$)和蔬菜($P<0.001$)。2017 年发表的一项在美国 40 359 名 5~18 岁儿童中开展的 Meta 分析显示,在数学、科学等日常课程中融入健康营养知识,可以使 BMI 更符合健康值。

2018 年发表的一项涉及欧洲、美国、加拿大和新西兰的 91 项研究的 Meta 分析显示,学校供餐标准的加强可以减少总脂肪、饱和脂肪和钠的摄入($r=-8.27,95\%CI:-10.03~-6.52$)。直接提供健康的食物和饮料可以减少不健康零食摄入($r=-0.17,95\%CI:-0.22~-0.13$),增加蔬果的摄入($r=0.28,95\%CI:0.17~0.40$)。儿童膳食质量的提升会对儿童身体健康有着积极的影响。

一项在 2 228 名 6~12 岁美国学生的 RCT 研究发现,学校售卖机或离食物提供区域较近,BMI 会更高($P<0.05$)。另一项研究发现,学校每额外增加一项提供食物的渠道,学生 BMI 会增长 10%($P=0.03$)。在美国 287 所学校 2 314 名学生中开展的横断面研究结果显示,没有小卖部或不提供含糖饮料的初中和高中平均每天减少摄入 22kcal、28kcal 的能量($P<0.01$)。一项队列研究显示,儿童的 BMI 上升与周围便利店数量增多有关($\beta_i=0.39$,$P<0.05$)。

2016 年发表的一项系统综述显示,学校通过身体活动及与其他干预手段相结合是预防儿童肥胖最常见最有效的干预手段。2015 年一项对欧洲 47 项年龄 3~18 岁儿童的 RCT 研究进行系统综述显示,学校实施体育运动干预可以使心血管疾病等代谢相关指标和身体适应能力得到改善。2020 年一项涉及 19 项研究的系统综述显示,增加以学校为基础的身体活动干预对于控制肥胖、增强身体素质有着积极影响。2016 年的一项系统评价显示,在为期 12~72 个月以学校为基础的身体活动干预中,干预组 BMI 增加值平均比对照组少 2.23kg/m²($P<0.05$)。

> **要点:**学校、幼儿园应制定并实施营养健康政策,开展营养健康教育,保证儿童充足身体活动,并提供健康食物,创建健康的学校食物环境。

第三节　社 区 环 境

社区环境因素,尤其家庭及学校周边的食物售卖环境和建成环境,可能影响儿童食物选择以及身体活动水平,进而对体重产生影响。社区中食品商店数量、类型及分布,健康食物的价格,运动场所、公园、街道、人行道的分布情况等,与儿童超重肥胖风险有关。尽管环境因素对体重的影响不易获得直接证据,但是参考国际组织和其他国家儿童肥胖控制相关策略,仍建议在儿童活动的场所周边,包括学校、家庭所在社区,营造有利于健康食物选择和促进身体活动的支持性环境,降低社区环境中不健康食物的可获得性,如减少快餐店数量,增加健康食物的可获得性,如增加超市数量,以及在社区环境内为儿童提供足够的场所和设施进行身体活动。

【关键推荐】

◆ 在儿童活动的场所周边,营造有利于选择健康食物的支持性社区环境,增加可提供新鲜蔬菜水果等健康食物的超市和自由市场数量,适当减少以提供高能量食物为主的快餐店数量。

◆ 在儿童所在社区,建设有利于促进身体活动的建成环境,给儿童提供安全、便利的身体活动场所和游戏娱乐设施。

家庭和学校是儿童活动的主要场所,不仅是其内部环境,学校和家庭所在的社区环境对于儿童食物选择和身体活动水平也有较大影响。通过建设支持性社区食物环境,如增加售卖新鲜蔬菜水果的食品商店如超市和自由市场等的数量,减少快餐店数量,以降低儿童获得高脂肪高能量等不健康食物的便利性,增加健康食物的可获得性。

规划社区建成环境要考虑儿童身体活动需要和健康导向,为儿童提供安全、便利的身体活动场所和游戏娱乐设施,如公园、球场、骑行道、步行道等,有助于改善儿童的身体活动水平,促进儿童超重肥胖的防控。

【科学证据】

【关键事实】
◆ 社区环境中食品商店的数量、类型及分布与儿童食物选择以及超重肥胖有关。
◆ 社区中运动场所、公园、街道、人行道等的分布情况与儿童身体活动水平以及超重肥胖风险有关。

致肥胖环境除家庭环境和学校环境外,还包括与儿童食物选择及身体活动水平密切相关的社区环境(neighborhood environment),如社区内建成环境、社区规范等。

建成环境(built environment)指在一定地理空间范围内能够影响个体食物选择和身体活动的城市规划环境,包括建筑密度和强度、土地混合利用、街道衔接性、街道密度、区域空间格局等。和儿童肥胖相关的社区建成环境包括社区内(家庭和学校周边)食品店、公园、街道、人行道的数量、类型、距离和分布等,这对于儿童食物选择和身体活动促进具有重要作用。

研究发现,学校所在社区内农场集市(往往提供新鲜蔬菜水果)的密度越高,小学生肥胖率越低($\beta_i = -0.116, P < 0.01$),而快餐店(常提供高能量食物)的密度越高,中学生的肥胖率越高($\beta_i = 0.014, P < 0.05$),土地混合使用程度越高,中学生的肥胖率越低($\beta_i = -0.054, P < 0.05$)。另一项研究结果显示,家至学校的道路及道路周围 500m 以内的快餐店数量与学龄儿童腰围呈正相关($\beta_i = 0.021, 95\% CI: 0.007 \sim 0.033$)。还有研究表明,家周围步行可及(800m 以内)的快餐店($OR = 0.87, 95\% CI: 0.77 \sim 0.99$)及杂货店($OR = 0.97, 95\% CI: 0.95 \sim 0.99$)内健康食物的价格较低,会降低儿童超重肥胖的风险。与社区无超市的对照组相比,当社区中超市数量≥3 时,追踪 3 年后女孩的 BMI 较低,BMI 下降 $0.62 kg/m^2$。

系统综述结果显示,与可步行性低的社区相比,生活在可步行性高的社区居民平均每天多走 766 步。一项涉及 10 个国家 14 个城市的调查发现,住宅密度($OR = 1.006, 95\% CI: 1.003 \sim 1.009$)、交叉路口密度($OR = 1.069, 95\% CI: 1.011 \sim 1.130$)、公共交通密度($OR = 1.037, 95\% CI: 1.018 \sim 1.056$)和公园数量($OR = 1.146, 95\% CI: 1.033 \sim 1.272$)与 16~66 岁居民中高强度身体活动存在明显关联。一项涵盖 20 项研究关于建成环境对中国儿童青少年(≤17 岁)身体活动及超重肥胖影响的系统综述结果显示,人行道、自行车道、步行道、机动车较少和居住密度较低的城市设计可能会促进儿童身体活动水平,防止肥胖发生。一项利用地理信息系统(GIS)对中国香港儿童身体活动与建成环境关系进行研究显示,建成环境中康乐设施对于儿童身体活动水平具有促进作用。另一项在上海 16 个区 32 所小学中开展的调查结果显示,学校周边交通设施、土地混合使用以及人口密度等特征与学生步行上学的可能性呈正相关关系,与骑自行车、乘电瓶车或小汽车等非积极交通方式上学的概率呈负相关。在南京 6~10 岁小学生中进行的调查显示，居住区运动场馆类型越多，儿童活动次数越多、时间越长；居住区步行指数越高，儿童身体活动量越高。一项对澳门地区学龄儿童 BMI 与步行及住所周边环境因素的关系研究显示，家庭周围社区步行的便利性、安全性是影响学龄儿童超重肥胖的主要环境因素（OR 分别为 2.394、1.813，$P<0.05$）。

> **要点**：既往关于社区环境与儿童超重肥胖的关系研究多为横断面研究，且观察终点多为食物选择和身体活动水平，缺乏高质量的研究设计，尤其以体重为结局指标的直接证据，也缺乏社区环境与中国儿童超重肥胖的关系研究。社区环境与儿童超重肥胖的关系还需要更多前瞻性或干预性研究的结果支持。尽管如此，参考国际组织和其他国家儿童肥胖控制相关策略，仍推荐在儿童活动的场所周边，营造有利于健康食物选择和促进身体活动的支持性社区环境，可能会降低儿童超重肥胖的风险。

第四节 社会文化环境和政策环境

肥胖的发生发展受多种因素的影响，其中社会环境因素与儿童肥胖的发生密切相关。含糖饮料消费、针对儿童食品的广告营销及食品营养标签使用、食品生产等问题也逐渐引起重视。在过去 30 年间，全球含糖饮料消费大幅增加。为控制含糖饮料消费，自 2014 年起，美国、法国、英国、墨西哥等国家陆续实施含糖饮料税。2017 年，WHO 建议可将含糖饮料税率设为 20%，以调控含糖饮料的过度消费。从目前已经实施含糖饮料税收政策的国家来看，实施饮料征税可减少能量过多摄入、控制体重、降低肥胖率。不健康食品广告的暴露可显著增加儿童膳食摄入，尤其是对能量密度高、营养价值低食物摄入的增加，从而导致总能量摄入过高，增加儿童肥胖的发生风险。规范食品广告播放，有助于营造健康食物环境，减少儿童肥胖的发生风险。食品营养标签可以向消费者提供食物营养特性的描述和说明，了解食品营养标签的内容并学会使用营养标签，可以帮助儿童选择更健康的食品，构建健康的膳食模式。儿童应重视食品营养，关注食品营养标签，学会阅读营养标签，在生活中使用营养标签选择健康的食品。因此，政府应主导构建健康的社会环境体系，降低儿童肥胖的发生风险。

【关键推荐】

> ◆ 落实好已经出台的各项政策计划的实施、分析和评估。
> ◆ 研讨税收等调控措施减少儿童含糖饮料消费。
> ◆ 限制面向儿童的不健康食品广告宣传及其他营销策略。
> ◆ 推动对儿童食品营养标签的使用。
> ◆ 倡导企业生产儿童健康食品和优化食品营养构成。

落实好已经出台的各项政策和计划的实施，并对其进行分析和评估。政府需在全社会范围内，广泛倡导并营造有利于肥胖防治政策执行的支持性环境，摒弃对儿童肥胖已有的传统错误认知，提高大众对儿童肥胖危害的重视程度。政府应建立多部门协调机制，推进儿童肥胖防控的相关工作,预防和控制儿童肥胖的发生和发展。

评估我国居民含糖饮料摄入对健康的影响,监测含糖饮料消费变化,根据我国实际情况,分析含糖饮料税收等调控政策,研究适宜税率,并开展试点评估。

规范食品广告播放,逐步出台政策以限制针对儿童的食品广告,避免在儿童电视观看高峰时段播放不健康食品的宣传广告,限制其他可促进儿童对不健康食品消费的营销手段。

推动引导儿童和家长学会阅读并使用营养标签,使其更加关注和了解食品的营养成分,在日常生活中选择更健康的食物。

倡导企业优化食品原料配方,生产健康儿童食品,加强对儿童食品标准研究,提升儿童食品营养价值,创建可持续的儿童健康食物供应体系。

把儿童肥胖防控融入所有政策,促进多领域、多部门间的共同合作,发挥各自优势,共同应对儿童肥胖这一公共卫生问题。

【科学证据】

【关键事实】
- ◆ 通过饮料征税可减少儿童饮料消费,降低超重肥胖率。
- ◆ 暴露于不健康食品广告会增加儿童对不健康食品的选择及能量摄入。
- ◆ 阅读并使用营养标签有利于儿童更好地选择健康食品,降低其超重肥胖的发生风险。
- ◆ 构建健康的食物供应体系,有利于降低肥胖发生风险。

一项涉及美国等 8 个国家的 14 项含糖饮料征税的分析发现,不同国家的含糖饮料征税为 3.3% ~ 20%,可使超重肥胖率降低 0.7% ~ 4%,体重降低 0.9 ~ 2.55LB。但是 3% ~ 5% 的含糖饮料低税率与 BMI 降低无显著相关,税率每增加 1%,BMI 仅降低 0.003kg/m²。2018 年发表的一项系统综述发现,在美国和墨西哥分别征税 8% 和 10%,均可显著降低含糖饮料消费。另有一项包含 16 项研究的系统综述分析发现,对含糖饮料征税 5% ~ 30%,饮料消费量可减少 5% ~ 48%。其中 4 项模型分析研究显示,5% ~ 20% 含糖饮料税可减少含糖饮料消费量,成人饮料能量摄入可减少 10% ~ 48%,儿童可减少 5% ~ 8%。印度尼西亚对含糖饮料征税约 20% 后,男女超重率分别降低 2.9%、1.4%,肥胖率分别降低 7.3%、3.9%;澳大利亚征税 20% 后,肥胖率减少 1.96%;印度对含糖饮料征税 20% 可使其超重肥胖率减少 4.2%(95% CI:2.5% ~ 10.0%)。

3 项针对食品广告干预研究的系统评价和 Meta 分析显示,不健康的食品广告可使儿童食物摄入量增加 4.8g(95% CI:0.8 ~ 8.8g)、能量摄入增加 53.2kcal(95% CI:31.5 ~ 74.9kcal)~ 60.0kcal(95% CI:3.1 ~ 116.9kcal)。一项干预研究显示,儿童接受多媒体广告干预后,零食摄入增加 356 ~ 209kJ。另有 2 项关于食品广告对儿童肥胖影响的直接研究,均显示会增加儿童肥胖的发生风险。一项对 13 个国家儿童电视广告监测的横断面研究分析发现,不健康食品广告数量与儿童超重率呈显著正相关,相关系数为 0.81。另一项综合已有电视食品广告播放对儿童肥胖发生影响的研究分析认为,需规范电视食品广告播放,以预防和控制儿童肥胖的发生。

研究发现,营养标签的使用与肥胖、高血压、高血脂、糖尿病等慢性病有关联。使用营养标签可以帮助儿童更好地选择健康食品,有助于降低儿童超重肥胖的风险。2009—2011年在美国得克萨斯州的初中和高中学生之间进行的一项使用营养标签来选择食物的调查发现,与使用营养标签的人相比,不使用营养标签的学生每天摄入超过1种含糖饮料的概率高,而每天摄入≥1个水果和蔬菜的概率要低,使用营养标签的儿童的健康饮食评分也显著高于不使用营养标签的儿童。2009年美国进行的一项调查发现,当快餐单上提供食物标签信息时,父母为3~6岁儿童选择食物时会更注意,而且标签菜单会导致其为儿童购买餐馆餐中所含能量明显降低。

要点:采取含糖饮料税收有助于减少其消费量,降低儿童肥胖的发生风险。规范儿童食品广告播放,加强儿童对营养标签的关注、使用及社会健康食物体系构建,均有利于降低儿童发生肥胖的风险。

支持性环境与儿童肥胖的关系见表5-1。

表5-1 支持性环境与儿童肥胖的证据

条目	与儿童肥胖的关系	观察人群
家庭食物环境	父母的喂养行为与儿童肥胖有关	荷兰、中国、英国、葡萄牙、马来西亚、挪威、美国人群,共45 132人
学校食物环境	小卖部、饮料售卖机可能增加儿童发生超重肥胖的风险	美国、西班牙、中国人群,共大于8万人
	增强学校营养教育能减少发生儿童肥胖的风险	伊朗、美国、欧洲、澳大利亚、英国、法国、意大利、中国等人群,共124 236人
	学校增加身体活动时间有助于学生培养良好的运动生活习惯,改善肥胖相关体成分或生化代谢指标,减少发生肥胖的风险	美国、中国、欧洲、南亚、新加坡、西班牙等人群,共大于100 000人
社区环境	社区食品商店及餐厅类型与儿童超重肥胖有关	美国、英国、加拿大等人群,共20 459人
社会环境	采取含糖饮料征税,有利于减少儿童发生肥胖的风险	美国、爱尔兰、英国、南非、澳大利亚、德国、哥伦比亚、墨西哥、印度、印度尼西亚等人群,共大于400 000人
	提高居住区域步行适宜性、降低不健康快餐售卖密度,有利于降低儿童发生肥胖的风险	中国、美国、德国、加拿大、英国、瑞典、澳大利亚等人群,共大于4 600 000人

附 录

附录1 《5岁以下儿童生长状况判定》(WS/T 423—2013)

ICS 11.020
C55

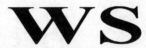

中华人民共和国卫生行业标准

WS/T 423—2013

5岁以下儿童生长状况判定

Assessment for growth status of children under 5 years of age

2013-04-18 发布   2013-10-01 实施

中国人民共和国国家卫生和计划生育委员会   发 布

前　言

　　本标准按照 GB/T1.1-2009 给出的规则起草。

　　本标准主要起草单位：中国疾病预防控制中心营养与食品安全所、首都儿科研究所、南京医科大学、北京大学、北京儿童医院、哈尔滨医科大学、四川大学、浙江省医学科学院。

　　本标准主要起草人：荫士安、李辉、汪之顼、马军、张峰、孙长颢、曾果、王茵、赖建强、杨振宇、王杰、潘丽莉、段一凡。

5 岁以下儿童生长状况判定

1 范围

本标准规定了 5 岁以下儿童生长状况的判定指标和方法。

本标准适用于 5 岁以下儿童生长状况的群体评价和判定,对于早产儿和低出生体重儿则需要考虑其他相关因素进行综合判定。

2 规范性引用文件

下列文件对于本文件的应用是必不可少的。凡是注日期的引用文件,仅所注日期的版本适用于本文件。凡是不注日期的引用文件,其最新版本(包括所有的修改单)适用于本文件。

WS/T 424 人群健康监测人体测量方法

3 术语和定义

下列术语和定义适用于本文件。

3.1

5 岁以下儿童 children under 5 years of age

从出生到未满 5 周岁(<60 月龄)之间的人。

3.2

Z 评分 Z score

实测值与参考人群中位数之间的差值和参考人群标准差相比,所得比值就是 Z 评分。参考人群数据直接引用世界卫生组织 2006 年生长标准。

3.3

年龄别身高/身长 Z 评分 height/length for age Z score;HAZ/LAZ

儿童身高/身长实测值与同年龄同性别参考儿童身高/身长中位数之间的差值和参考人群标准差相比,所得比值就是年龄别身高/身长 Z 评分。

3.4

年龄别体重 Z 评分 weight for age Z score;WAZ

儿童体重实测值与同年龄同性别参考儿童体重中位数之间的差值和同年龄同性别参考儿童体重标准差相比,所得比值就是年龄别体重 Z 评分。

3.5

身高/身长别体重 Z 评分 weight for height/length Z score;WHZ/WLZ

儿童体重实测值与同性别同身高/身长儿童体重中位数之间的差值和同性别同身高/身长儿童体重标准差相比,所得比值就是身高/身长别体重 Z 评分。

附　录 ···

WS/T 423—2013

3.6

体重指数 body weight index，BMI

体质指数

一种计算身高别体重的指数，计算方法是体重(kg)和身高(m)的平方的比值。

3.7

年龄别 BMI Z 评分 BMI for age Z score，BMIZ

儿童 BMI 计算值与同年龄同性别儿童 BMI 中位数之间的差值和同年龄同性别儿童 BMI 标准差相比，所得比值就是年龄别 BMI Z 评分。

4　生长状况判定

引用世界卫生组织 2006 年生长标准数值(附录 A)，按照表 1 进行判定。

表 1　5 岁以下儿童生长状况判定的 Z 评分界值

Z 评分	年龄别身高/身长 Z 评分	年龄别体重 Z 评分	身高/身长别体重 Z 评分	年龄别 BMI Z 评分
>3	—	—	肥胖	肥胖
>2	—	—	超重	超重
<-2	生长迟缓	低体重	消瘦	消瘦
<-3	重度生长迟缓	重度低体重	重度消瘦	重度消瘦

5　儿童身长、身高和体重的测量方法

参照 WS/T 424《人群健康监测人体测量方法》。

附录A

（资料性附录）
世界卫生组织2006年生长标准数值

5岁以下儿童生长状况判定依据表A.1~表A.14。

表A.1　0~24月龄（0~2岁）女孩的年龄别身长Z评分　　　　单位为厘米

年龄	Z评分						
	−3	−2	−1	0	+1	+2	+3
0周	43.6	45.4	47.3	49.1	51.0	52.9	54.7
1周	44.7	46.6	48.4	50.3	52.2	54.1	56.0
2周	45.8	47.7	49.6	51.5	53.4	55.3	57.2
3周	46.7	48.6	50.5	52.5	54.4	56.3	58.2
4周	47.5	49.5	51.4	53.4	55.3	57.3	59.2
1月	47.8	49.8	51.7	53.7	55.6	57.6	59.5
5周	48.3	50.3	52.3	54.2	56.2	58.2	60.1
6周	49.1	51.1	53.1	55.1	57.1	59.0	61.0
7周	49.8	51.8	53.8	55.8	57.8	59.9	61.9
8周	50.5	52.5	54.6	56.6	58.6	60.6	62.6
2月	51.0	53.0	55.0	57.1	59.1	61.1	63.2
9周	51.2	53.2	55.2	57.3	59.3	61.4	63.4
10周	51.8	53.8	55.9	57.9	60.0	62.1	64.1
11周	52.4	54.4	56.5	58.6	60.7	62.7	64.8
12周	52.9	55.0	57.1	59.2	61.3	63.4	65.5
13周	53.5	55.6	57.7	59.8	61.9	64.0	66.1
3月	53.5	55.6	57.7	59.8	61.9	64.0	66.1
4月	55.6	57.8	59.9	62.1	64.3	66.4	68.6
5月	57.4	59.6	61.8	64.0	66.2	68.5	70.7
6月	58.9	61.2	63.5	65.7	68.0	70.3	72.5
7月	60.3	62.7	65.0	67.3	69.6	71.9	74.2
8月	61.7	64.0	66.4	68.7	71.1	73.5	75.8
9月	62.9	65.3	67.7	70.1	72.6	75.0	77.4
10月	64.1	66.5	69.0	71.5	73.9	76.4	78.9

年龄	Z评分						
	−3	−2	−1	0	+1	+2	+3
11 月	65.2	67.7	70.3	72.8	75.3	77.8	80.3
12 月	66.3	68.9	71.4	74.0	76.6	79.2	81.7
13 月	67.3	70.0	72.6	75.2	77.8	80.5	83.1
14 月	68.3	71.0	73.7	76.4	79.1	81.7	84.4
15 月	69.3	72.0	74.8	77.5	80.2	83.0	85.7
16 月	70.2	73.0	75.8	78.6	81.4	84.2	87.0
17 月	71.1	74.0	76.8	79.7	82.5	85.4	88.2
18 月	72.0	74.9	77.8	80.7	83.6	86.5	89.4
19 月	72.8	75.8	78.8	81.7	84.7	87.6	90.6
20 月	73.7	76.7	79.7	82.7	85.7	88.7	91.7
21 月	74.5	77.5	80.6	83.7	86.7	89.8	92.9
22 月	75.2	78.4	81.5	84.6	87.7	90.8	94.0
23 月	76.0	79.2	82.3	85.5	88.7	91.9	95.0
<24 月	76.7	80.0	83.2	86.4	89.6	92.9	96.1

注:0~24月龄是指不满24月龄;本标准3月龄以下按周表示,3~60月龄按月表示,24~60月龄指不满60月龄。

表 A.2　24~60 月龄(2~5 岁)女孩的年龄别身高 Z 评分　　　　单位为厘米

年龄	Z评分						
	−3	−2	−1	0	+1	+2	+3
24 月	76.0	79.3	82.5	85.7	88.9	92.2	95.4
25 月	76.8	80.0	83.3	86.6	89.9	93.1	96.4
26 月	77.5	80.8	84.1	87.4	90.8	94.1	97.4
27 月	78.1	81.5	84.9	88.3	91.7	95.0	98.4
28 月	78.8	82.2	85.7	89.1	92.5	96.0	99.4
29 月	79.5	82.9	86.4	89.9	93.4	96.9	100.3
30 月	80.1	83.6	87.1	90.7	94.2	97.7	101.3
31 月	80.7	84.3	87.9	91.4	95.0	98.6	102.2
32 月	81.3	84.9	88.6	92.2	95.8	99.4	103.1
33 月	81.9	85.6	89.3	92.9	96.6	100.3	103.9

年龄	Z 评分						
	−3	−2	−1	0	+1	+2	+3
34 月	82.5	86.2	89.9	93.6	97.4	101.1	104.8
35 月	83.1	86.8	90.6	94.4	98.1	101.9	105.6
36 月	83.6	87.4	91.2	95.1	98.9	102.7	106.5
37 月	84.2	88.0	91.9	95.7	99.6	103.4	107.3
38 月	84.7	88.6	92.5	96.4	100.3	104.2	108.1
39 月	85.3	89.2	93.1	97.1	101.0	105.0	108.9
40 月	85.8	89.8	93.8	97.7	101.7	105.7	109.7
41 月	86.3	90.4	94.4	98.4	102.4	106.4	110.5
42 月	86.8	90.9	95.0	99.0	103.1	107.2	111.2
43 月	87.4	91.5	95.6	99.7	103.8	107.9	112.0
44 月	87.9	92.0	96.2	100.3	104.5	108.6	112.7
45 月	88.4	92.5	96.7	100.9	105.1	109.3	113.5
46 月	88.9	93.1	97.3	101.5	105.8	110.0	114.2
47 月	89.3	93.6	97.9	102.1	106.4	110.7	114.9
48 月	89.8	94.1	98.4	102.7	107.0	111.3	115.7
49 月	90.3	94.6	99.0	103.3	107.7	112.0	116.4
50 月	90.7	95.1	99.5	103.9	108.3	112.7	117.1
51 月	91.2	95.6	100.1	104.5	108.9	113.3	117.7
52 月	91.7	96.1	100.6	105.0	109.5	114.0	118.4
53 月	92.1	96.6	101.1	105.6	110.1	114.6	119.1
54 月	92.6	97.1	101.6	106.2	110.7	115.2	119.8
55 月	93.0	97.6	102.2	106.7	111.3	115.9	120.4
56 月	93.4	98.1	102.7	107.3	111.9	116.5	121.1
57 月	93.9	98.5	103.2	107.8	112.5	117.1	121.8
58 月	94.3	99.0	103.7	108.4	113.0	117.7	122.4
59 月	94.7	99.5	104.2	108.9	113.6	118.3	123.1
<60 月	95.2	99.9	104.7	109.4	114.2	118.9	123.7

表 A.3　0~24 月龄(0~2 岁) 男孩的年龄别身长 Z 评分　　　　单位为厘米

年龄	Z 评分						
	-3	-2	-1	0	+1	+2	+3
0 周	44.2	46.1	48.0	49.9	51.8	53.7	55.6
1 周	45.4	47.3	49.2	51.1	53.0	54.9	56.8
2 周	46.6	48.5	50.4	52.3	54.3	56.2	58.1
3 周	47.6	49.5	51.5	53.4	55.3	57.2	59.2
4 周	48.6	50.5	52.4	54.4	56.3	58.3	60.2
1 月	48.9	50.8	52.8	54.7	56.7	58.6	60.6
5 周	49.5	51.4	53.4	55.3	57.3	59.2	61.2
6 周	50.3	52.3	54.3	56.2	58.2	60.2	62.1
7 周	51.1	53.1	55.1	57.1	59.1	61.0	63.0
8 周	51.9	53.9	55.9	57.9	59.9	61.9	63.9
2 月	52.4	54.4	56.4	58.4	60.4	62.4	64.4
9 周	52.6	54.6	56.6	58.7	60.7	62.7	64.7
10 周	53.3	55.4	57.4	59.4	61.4	63.4	65.4
11 周	54.0	56.0	58.1	60.1	62.1	64.1	66.2
12 周	54.7	56.7	58.7	60.8	62.8	64.8	66.9
13 周	55.3	57.3	59.4	61.4	63.4	65.5	67.5
3 月	55.3	57.3	59.4	61.4	63.5	65.5	67.6
4 月	57.6	59.7	61.8	63.9	66.0	68.0	70.1
5 月	59.6	61.7	63.8	65.9	68.0	70.1	72.2
6 月	61.2	63.3	65.5	67.6	69.8	71.9	74.0
7 月	62.7	64.8	67.0	69.2	71.3	73.5	75.7
8 月	64.0	66.2	68.4	70.6	72.8	75.0	77.2
9 月	65.2	67.5	69.7	72.0	74.2	76.5	78.7
10 月	66.4	68.7	71.0	73.3	75.6	77.9	80.1
11 月	67.6	69.9	72.2	74.5	76.9	79.2	81.5
12 月	68.6	71.0	73.4	75.7	78.1	80.5	82.9

年龄	Z 评分						
	−3	−2	−1	0	+1	+2	+3
13 月	69.6	72.1	74.5	76.9	79.3	81.8	84.2
14 月	70.6	73.1	75.6	78.0	80.5	83.0	85.5
15 月	71.6	74.1	76.6	79.1	81.7	84.2	86.7
16 月	72.5	75.0	77.6	80.2	82.8	85.4	88.0
17 月	73.3	76.0	78.6	81.2	83.9	86.5	89.2
18 月	74.2	76.9	79.6	82.3	85.0	87.7	90.4
19 月	75.0	77.7	80.5	83.2	86.0	88.8	91.5
20 月	75.8	78.6	81.4	84.2	87.0	89.8	92.6
21 月	76.5	79.4	82.3	85.1	88.0	90.9	93.8
22 月	77.2	80.2	83.1	86.0	89.0	91.9	94.9
23 月	78.0	81.0	83.9	86.9	89.9	92.9	95.9
<24 月	78.7	81.7	84.8	87.8	90.9	93.9	97.0

表 A.4　24~60 月龄(2~5 岁)男孩的年龄别身高 Z 评分　　　　单位为厘米

年龄	Z 评分						
	−3	−2	−1	0	+1	+2	+3
24 月	78.0	81.0	84.1	87.1	90.2	93.2	96.3
25 月	78.6	81.7	84.9	88.0	91.1	94.2	97.3
26 月	79.3	82.5	85.6	88.8	92.0	95.2	98.3
27 月	79.9	83.1	86.4	89.6	92.9	96.1	99.3
28 月	80.5	83.8	87.1	90.4	93.7	97.0	100.3
29 月	81.1	84.5	87.8	91.2	94.5	97.9	101.2
30 月	81.7	85.1	88.5	91.9	95.3	98.7	102.1
31 月	82.3	85.7	89.2	92.7	96.1	99.6	103.0
32 月	82.8	86.4	89.9	93.4	96.9	100.4	103.9
33 月	83.4	86.9	90.5	94.1	97.6	101.2	104.8
34 月	83.9	87.5	91.1	94.8	98.4	102.0	105.6
35 月	84.4	88.1	91.8	95.4	99.1	102.7	106.4
36 月	85.0	88.7	92.4	96.1	99.8	103.5	107.2

年龄	Z 评分						
	−3	−2	−1	0	+1	+2	+3
37 月	85.5	89.2	93.0	96.7	100.5	104.2	108.0
38 月	86.0	89.8	93.6	97.4	101.2	105.0	108.8
39 月	86.5	90.3	94.2	98.0	101.8	105.7	109.5
40 月	87.0	90.9	94.7	98.6	102.5	106.4	110.3
41 月	87.5	91.4	95.3	99.2	103.2	107.1	111.0
42 月	88.0	91.9	95.9	99.9	103.8	107.8	111.7
43 月	88.4	92.4	96.4	100.4	104.5	108.5	112.5
44 月	88.9	93.0	97.0	101.0	105.1	109.1	113.2
45 月	89.4	93.5	97.5	101.6	105.7	109.8	113.9
46 月	89.8	94.0	98.1	102.2	106.3	110.4	114.6
47 月	90.3	94.4	98.6	102.8	106.9	111.1	115.2
48 月	90.7	94.9	99.1	103.3	107.5	111.7	115.9
49 月	91.2	95.4	99.7	103.9	108.1	112.4	116.6
50 月	91.6	95.9	100.2	104.4	108.7	113.0	117.3
51 月	92.1	96.4	100.7	105.0	109.3	113.6	117.9
52 月	92.5	96.9	101.2	105.6	109.9	114.2	118.6
53 月	93.0	97.4	101.7	106.1	110.5	114.9	119.2
54 月	93.4	97.8	102.3	106.7	111.1	115.5	119.9
55 月	93.9	98.3	102.8	107.2	111.7	116.1	120.6
56 月	94.3	98.8	103.3	107.8	112.3	116.7	121.2
57 月	94.7	99.3	103.8	108.3	112.8	117.4	121.9
58 月	95.2	99.7	104.3	108.9	113.4	118.0	122.6
59 月	95.6	100.2	104.8	109.4	114.0	118.6	123.2
<60 月	96.1	100.7	105.3	110.0	114.6	119.2	123.9

表 A.5　0~60 月龄(0~5 岁)女孩的年龄别体重 Z 评分　　　　单位为千克

年龄	Z 评分						
	−3	−2	−1	0	+1	+2	+3
0 周	2.0	2.4	2.8	3.2	3.7	4.2	4.8
1 周	2.1	2.5	2.9	3.3	3.9	4.4	5.1

续表

年龄	Z 评分						
	−3	−2	−1	0	+1	+2	+3
2 周	2.3	2.7	3.1	3.6	4.1	4.7	5.4
3 周	2.5	2.9	3.3	3.8	4.4	5.0	5.7
4 周	2.7	3.1	3.6	4.1	4.7	5.4	6.1
1 月	2.7	3.2	3.6	4.2	4.8	5.5	6.2
5 周	2.9	3.3	3.8	4.3	5.0	5.7	6.5
6 周	3.0	3.5	4.0	4.6	5.2	6.0	6.8
7 周	3.2	3.7	4.2	4.8	5.5	6.2	7.1
8 周	3.3	3.8	4.4	5.0	5.7	6.5	7.3
2 月	3.4	3.9	4.5	5.1	5.8	6.6	7.5
9 周	3.5	4.0	4.6	5.2	5.9	6.7	7.6
10 周	3.6	4.1	4.7	5.4	6.1	6.9	7.8
11 周	3.8	4.3	4.9	5.5	6.3	7.1	8.1
12 周	3.9	4.4	5.0	5.7	6.5	7.3	8.3
13 周	4.0	4.5	5.1	5.8	6.6	7.5	8.5
3 月	4.0	4.5	5.2	5.8	6.6	7.5	8.5
4 月	4.4	5.0	5.7	6.4	7.3	8.2	9.3
5 月	4.8	5.4	6.1	6.9	7.8	8.8	10.0
6 月	5.1	5.7	6.5	7.3	8.2	9.3	10.6
7 月	5.3	6.0	6.8	7.6	8.6	9.8	11.1
8 月	5.6	6.3	7.0	7.9	9.0	10.2	11.6
9 月	5.8	6.5	7.3	8.2	9.3	10.5	12.0
10 月	5.9	6.7	7.5	8.5	9.6	10.9	12.4
11 月	6.1	6.9	7.7	8.7	9.9	11.2	12.8
12 月	6.3	7.0	7.9	8.9	10.1	11.5	13.1
13 月	6.4	7.2	8.1	9.2	10.4	11.8	13.5
14 月	6.6	7.4	8.3	9.4	10.6	12.1	13.8
15 月	6.7	7.6	8.5	9.6	10.9	12.4	14.1
16 月	6.9	7.7	8.7	9.8	11.1	12.6	14.5
17 月	7.0	7.9	8.9	10.0	11.4	12.9	14.8

续表

年龄	Z评分						
	−3	−2	−1	0	+1	+2	+3
18月	7.2	8.1	9.1	10.2	11.6	13.2	15.1
19月	7.3	8.2	9.2	10.4	11.8	13.5	15.4
20月	7.5	8.4	9.4	10.6	12.1	13.7	15.7
21月	7.6	8.6	9.6	10.9	12.3	14.0	16.0
22月	7.8	8.7	9.8	11.1	12.5	14.3	16.4
23月	7.9	8.9	10.0	11.3	12.8	14.6	16.7
24月	8.1	9.0	10.2	11.5	13.0	14.8	17.0
25月	8.2	9.2	10.3	11.7	13.3	15.1	17.3
26月	8.4	9.4	10.5	11.9	13.5	15.4	17.7
27月	8.5	9.5	10.7	12.1	13.7	15.7	18.0
28月	8.6	9.7	10.9	12.3	14.0	16.0	18.3
29月	8.8	9.8	11.1	12.5	14.2	16.2	18.7
30月	8.9	10.0	11.2	12.7	14.4	16.5	19.0
31月	9.0	10.1	11.4	12.9	14.7	16.8	19.3
32月	9.1	10.3	11.6	13.1	14.9	17.1	19.6
33月	9.3	10.4	11.7	13.3	15.1	17.3	20.0
34月	9.4	10.5	11.9	13.5	15.4	17.6	20.3
35月	9.5	10.7	12.0	13.7	15.6	17.9	20.6
36月	9.6	10.8	12.2	13.9	15.8	18.1	20.9
37月	9.7	10.9	12.4	14.0	16.0	18.4	21.3
38月	9.8	11.1	12.5	14.2	16.3	18.7	21.6
39月	9.9	11.2	12.7	14.4	16.5	19.0	22.0
40月	10.1	11.3	12.8	14.6	16.7	19.2	22.3
41月	10.2	11.5	13.0	14.8	16.9	19.5	22.7
42月	10.3	11.6	13.1	15.0	17.2	19.8	23.0
43月	10.4	11.7	13.3	15.2	17.4	20.1	23.4
44月	10.5	11.8	13.4	15.3	17.6	20.4	23.7
45月	10.6	12.0	13.6	15.5	17.8	20.7	24.1
46月	10.7	12.1	13.7	15.7	18.1	20.9	24.5

续表

年龄	Z 评分						
	-3	-2	-1	0	+1	+2	+3
47 月	10.8	12.2	13.9	15.9	18.3	21.2	24.8
48 月	10.9	12.3	14.0	16.1	18.5	21.5	25.2
49 月	11.0	12.4	14.2	16.3	18.8	21.8	25.5
50 月	11.1	12.6	14.3	16.4	19.0	22.1	25.9
51 月	11.2	12.7	14.5	16.6	19.2	22.4	26.3
52 月	11.3	12.8	14.6	16.8	19.4	22.6	26.6
53 月	11.4	12.9	14.8	17.0	19.7	22.9	27.0
54 月	11.5	13.0	14.9	17.2	19.9	23.2	27.4
55 月	11.6	13.1	15.1	17.3	20.1	23.5	27.7
56 月	11.7	13.3	15.2	17.5	20.3	23.8	28.1
57 月	11.8	13.4	15.3	17.7	20.6	24.1	28.5
58 月	11.9	13.5	15.5	17.9	20.8	24.4	28.8
59 月	12.0	13.6	15.6	18.0	21.0	24.6	29.2
<60 月	12.1	13.7	15.8	18.2	21.2	24.9	29.5

表 A.6　0~60 月龄(0~5 岁)男孩的年龄别体重 Z 评分　　　　单位为千克

年龄	Z 评分						
	-3	-2	-1	0	+1	+2	+3
0 周	2.1	2.5	2.9	3.3	3.9	4.4	5.0
1 周	2.2	2.6	3.0	3.5	4.0	4.6	5.3
2 周	2.4	2.8	3.2	3.8	4.3	4.9	5.6
3 周	2.6	3.1	3.5	4.1	4.7	5.3	6.0
4 周	2.9	3.3	3.8	4.4	5.0	5.7	6.4
1 月	2.9	3.4	3.9	4.5	5.1	5.8	6.6
5 周	3.1	3.5	4.1	4.7	5.3	6.0	6.8
6 周	3.3	3.8	4.3	4.9	5.6	6.3	7.2
7 周	3.5	4.0	4.6	5.2	5.9	6.6	7.5
8 周	3.7	4.2	4.8	5.4	6.1	6.9	7.8
2 月	3.8	4.3	4.9	5.6	6.3	7.1	8.0
9 周	3.8	4.4	5.0	5.6	6.4	7.2	8.0

续表

年龄	Z 评分						
	−3	−2	−1	0	+1	+2	+3
10 周	4.0	4.5	5.2	5.8	6.6	7.4	8.3
11 周	4.2	4.7	5.3	6.0	6.8	7.6	8.5
12 周	4.3	4.9	5.5	6.2	7.0	7.8	8.8
13 周	4.4	5.0	5.7	6.4	7.2	8.0	9.0
3 月	4.4	5.0	5.7	6.4	7.2	8.0	9.0
4 月	4.9	5.6	6.2	7.0	7.8	8.7	9.7
5 月	5.3	6.0	6.7	7.5	8.4	9.3	10.4
6 月	5.7	6.4	7.1	7.9	8.8	9.8	10.9
7 月	5.9	6.7	7.4	8.3	9.2	10.3	11.4
8 月	6.2	6.9	7.7	8.6	9.6	10.7	11.9
9 月	6.4	7.1	8.0	8.9	9.9	11.0	12.3
10 月	6.6	7.4	8.2	9.2	10.2	11.4	12.7
11 月	6.8	7.6	8.4	9.4	10.5	11.7	13.0
12 月	6.9	7.7	8.6	9.6	10.8	12.0	13.3
13 月	7.1	7.9	8.8	9.9	11.0	12.3	13.7
14 月	7.2	8.1	9.0	10.1	11.3	12.6	14.0
15 月	7.4	8.3	9.2	10.3	11.5	12.8	14.3
16 月	7.5	8.4	9.4	10.5	11.7	13.1	14.6
17 月	7.7	8.6	9.6	10.7	12.0	13.4	14.9
18 月	7.8	8.8	9.8	10.9	12.2	13.7	15.3
19 月	8.0	8.9	10.0	11.1	12.5	13.9	15.6
20 月	8.1	9.1	10.1	11.3	12.7	14.2	15.9
21 月	8.2	9.2	10.3	11.5	12.9	14.5	16.2
22 月	8.4	9.4	10.5	11.8	13.2	14.7	16.5
23 月	8.5	9.5	10.7	12.0	13.4	15.0	16.8
24 月	8.6	9.7	10.8	12.2	13.6	15.3	17.1
25 月	8.8	9.8	11.0	12.4	13.9	15.5	17.5
26 月	8.9	10.0	11.2	12.5	14.1	15.8	17.8
27 月	9.0	10.1	11.3	12.7	14.3	16.1	18.1

续表

年龄	Z 评分						
	-3	-2	-1	0	+1	+2	+3
28 月	9.1	10.2	11.5	12.9	14.5	16.3	18.4
29 月	9.2	10.4	11.7	13.1	14.8	16.6	18.7
30 月	9.4	10.5	11.8	13.3	15.0	16.9	19.0
31 月	9.5	10.7	12.0	13.5	15.2	17.1	19.3
32 月	9.6	10.8	12.1	13.7	15.4	17.4	19.6
33 月	9.7	10.9	12.3	13.8	15.6	17.6	19.9
34 月	9.8	11.0	12.4	14.0	15.8	17.8	20.2
35 月	9.9	11.2	12.6	14.2	16.0	18.1	20.4
36 月	10.0	11.3	12.7	14.3	16.2	18.3	20.7
37 月	10.1	11.4	12.9	14.5	16.4	18.6	21.0
38 月	10.2	11.5	13.0	14.7	16.6	18.8	21.3
39 月	10.3	11.6	13.1	14.8	16.8	19.0	21.6
40 月	10.4	11.8	13.3	15.0	17.0	19.3	21.9
41 月	10.5	11.9	13.4	15.2	17.2	19.5	22.1
42 月	10.6	12.0	13.6	15.3	17.4	19.7	22.4
43 月	10.7	12.1	13.7	15.5	17.6	20.0	22.7
44 月	10.8	12.2	13.8	15.7	17.8	20.2	23.0
45 月	10.9	12.4	14.0	15.8	18.0	20.5	23.3
46 月	11.0	12.5	14.1	16.0	18.2	20.7	23.6
47 月	11.1	12.6	14.3	16.2	18.4	20.9	23.9
48 月	11.2	12.7	14.4	16.3	18.6	21.2	24.2
49 月	11.3	12.8	14.5	16.5	18.8	21.4	24.5
50 月	11.4	12.9	14.7	16.7	19.0	21.7	24.8
51 月	11.5	13.1	14.8	16.8	19.2	21.9	25.1
52 月	11.6	13.2	15.0	17.0	19.4	22.2	25.4
53 月	11.7	13.3	15.1	17.2	19.6	22.4	25.7
54 月	11.8	13.4	15.2	17.3	19.8	22.7	26.0
55 月	11.9	13.5	15.4	17.5	20.0	22.9	26.3
56 月	12.0	13.6	15.5	17.7	20.2	23.2	26.6

续表

年龄	Z 评分						
	−3	−2	−1	0	+1	+2	+3
57 月	12.1	13.7	15.6	17.8	20.4	23.4	26.9
58 月	12.2	13.8	15.8	18.0	20.6	23.7	27.2
59 月	12.3	14.0	15.9	18.2	20.8	23.9	27.6
<60 月	12.4	14.1	16.0	18.3	21.0	24.2	27.9

表 A.7　0~2 岁女孩的身长别体重 Z 评分　　　　单位为千克

身长 cm	Z 评分						
	−3	−2	−1	0	+1	+2	+3
45.0	1.9	2.1	2.3	2.5	2.7	3.0	3.3
45.5	2.0	2.1	2.3	2.5	2.8	3.1	3.4
46.0	2.0	2.2	2.4	2.6	2.9	3.2	3.5
46.5	2.1	2.3	2.5	2.7	3.0	3.3	3.6
47.0	2.2	2.4	2.6	2.8	3.1	3.4	3.7
47.5	2.2	2.4	2.6	2.9	3.2	3.5	3.8
48.0	2.3	2.5	2.7	3.0	3.3	3.6	4.0
48.5	2.4	2.6	2.8	3.1	3.4	3.7	4.1
49.0	2.4	2.6	2.9	3.2	3.5	3.8	4.2
49.5	2.5	2.7	3.0	3.3	3.6	3.9	4.3
50.0	2.6	2.8	3.1	3.4	3.7	4.0	4.5
50.5	2.7	2.9	3.2	3.5	3.8	4.2	4.6
51.0	2.8	3.0	3.3	3.6	3.9	4.3	4.8
51.5	2.8	3.1	3.4	3.7	4.0	4.4	4.9
52.0	2.9	3.2	3.5	3.8	4.2	4.6	5.1
52.5	3.0	3.3	3.6	3.9	4.3	4.7	5.2
53.0	3.1	3.4	3.7	4.0	4.4	4.9	5.4
53.5	3.2	3.5	3.8	4.2	4.6	5.0	5.5
54.0	3.3	3.6	3.9	4.3	4.7	5.2	5.7
54.5	3.4	3.7	4.0	4.4	4.8	5.3	5.9
55.0	3.5	3.8	4.2	4.5	5.0	5.5	6.1

续表

身长	Z评分						
cm	−3	−2	−1	0	+1	+2	+3
55.5	3.6	3.9	4.3	4.7	5.1	5.7	6.3
56.0	3.7	4.0	4.4	4.8	5.3	5.8	6.4
56.5	3.8	4.1	4.5	5.0	5.4	6.0	6.6
57.0	3.9	4.3	4.6	5.1	5.6	6.1	6.8
57.5	4.0	4.4	4.8	5.2	5.7	6.3	7.0
58.0	4.1	4.5	4.9	5.4	5.9	6.5	7.1
58.5	4.2	4.6	5.0	5.5	6.0	6.6	7.3
59.0	4.3	4.7	5.1	5.6	6.2	6.8	7.5
59.5	4.4	4.8	5.3	5.7	6.3	6.9	7.7
60.0	4.5	4.9	5.4	5.9	6.4	7.1	7.8
60.5	4.6	5.0	5.5	6.0	6.6	7.3	8.0
61.0	4.7	5.1	5.6	6.1	6.7	7.4	8.2
61.5	4.8	5.2	5.7	6.3	6.9	7.6	8.4
62.0	4.9	5.3	5.8	6.4	7.0	7.7	8.5
62.5	5.0	5.4	5.9	6.5	7.1	7.8	8.7
63.0	5.1	5.5	6.0	6.6	7.3	8.0	8.8
63.5	5.2	5.6	6.2	6.7	7.4	8.1	9.0
64.0	5.3	5.7	6.3	6.9	7.5	8.3	9.1
64.5	5.4	5.8	6.4	7.0	7.6	8.4	9.3
65.0	5.5	5.9	6.5	7.1	7.8	8.6	9.5
65.5	5.5	6.0	6.6	7.2	7.9	8.7	9.6
66.0	5.6	6.1	6.7	7.3	8.0	8.8	9.8
66.5	5.7	6.2	6.8	7.4	8.1	9.0	9.9
67.0	5.8	6.3	6.9	7.5	8.3	9.1	10.0
67.5	5.9	6.4	7.0	7.6	8.4	9.2	10.2
68.0	6.0	6.5	7.1	7.7	8.5	9.4	10.3
68.5	6.1	6.6	7.2	7.9	8.6	9.5	10.5
69.0	6.1	6.7	7.3	8.0	8.7	9.6	10.6
69.5	6.2	6.8	7.4	8.1	8.8	9.7	10.7

续表

身长	Z 评分						
cm	-3	-2	-1	0	+1	+2	+3
70.0	6.3	6.9	7.5	8.2	9.0	9.9	10.9
70.5	6.4	6.9	7.6	8.3	9.1	10.0	11.0
71.0	6.5	7.0	7.7	8.4	9.2	10.1	11.1
71.5	6.5	7.1	7.7	8.5	9.3	10.2	11.3
72.0	6.6	7.2	7.8	8.6	9.4	10.3	11.4
72.5	6.7	7.3	7.9	8.7	9.5	10.5	11.5
73.0	6.8	7.4	8.0	8.8	9.6	10.6	11.7
73.5	6.9	7.4	8.1	8.9	9.7	10.7	11.8
74.0	6.9	7.5	8.2	9.0	9.8	10.8	11.9
74.5	7.0	7.6	8.3	9.1	9.9	10.9	12.0
75.0	7.1	7.7	8.4	9.1	10.0	11.0	12.2
75.5	7.1	7.8	8.5	9.2	10.1	11.1	12.3
76.0	7.2	7.8	8.5	9.3	10.2	11.2	12.4
76.5	7.3	7.9	8.6	9.4	10.3	11.4	12.5
77.0	7.4	8.0	8.7	9.5	10.4	11.5	12.6
77.5	7.4	8.1	8.8	9.6	10.5	11.6	12.8
78.0	7.5	8.2	8.9	9.7	10.6	11.7	12.9
78.5	7.6	8.2	9.0	9.8	10.7	11.8	13.0
79.0	7.7	8.3	9.1	9.9	10.8	11.9	13.1
79.5	7.7	8.4	9.1	10.0	10.9	12.0	13.3
80.0	7.8	8.5	9.2	10.1	11.0	12.1	13.4
80.5	7.9	8.6	9.3	10.2	11.2	12.3	13.5
81.0	8.0	8.7	9.4	10.3	11.3	12.4	13.7
81.5	8.1	8.8	9.5	10.4	11.4	12.5	13.8
82.0	8.1	8.8	9.6	10.5	11.5	12.6	13.9
82.5	8.2	8.9	9.7	10.6	11.6	12.8	14.1
83.0	8.3	9.0	9.8	10.7	11.8	12.9	14.2
83.5	8.4	9.1	9.9	10.9	11.9	13.1	14.4
84.0	8.5	9.2	10.1	11.0	12.0	13.2	14.5

身长	Z评分						
cm	−3	−2	−1	0	+1	+2	+3
84.5	8.6	9.3	10.2	11.1	12.1	13.3	14.7
85.0	8.7	9.4	10.3	11.2	12.3	13.5	14.9
85.5	8.8	9.5	10.4	11.3	12.4	13.6	15.0
86.0	8.9	9.7	10.5	11.5	12.6	13.8	15.2
86.5	9.0	9.8	10.6	11.6	12.7	13.9	15.4
87.0	9.1	9.9	10.7	11.7	12.8	14.1	15.5
87.5	9.2	10.0	10.9	11.8	13.0	14.2	15.7
88.0	9.3	10.1	11.0	12.0	13.1	14.4	15.9
88.5	9.4	10.2	11.1	12.1	13.2	14.5	16.0
89.0	9.5	10.3	11.2	12.2	13.4	14.7	16.2
89.5	9.6	10.4	11.3	12.3	13.5	14.8	16.4
90.0	9.7	10.5	11.4	12.5	13.7	15.0	16.5
90.5	9.8	10.6	11.5	12.6	13.8	15.1	16.7
91.0	9.9	10.7	11.7	12.7	13.9	15.3	16.9
91.5	10.0	10.8	11.8	12.8	14.1	15.5	17.0
92.0	10.1	10.9	11.9	13.0	14.2	15.6	17.2
92.5	10.1	11.0	12.0	13.1	14.3	15.8	17.4
93.0	10.2	11.1	12.1	13.2	14.5	15.9	17.5
93.5	10.3	11.2	12.2	13.3	14.6	16.1	17.7
94.0	10.4	11.3	12.3	13.5	14.7	16.2	17.9
94.5	10.5	11.4	12.4	13.6	14.9	16.4	18.0
95.0	10.6	11.5	12.6	13.7	15.0	16.5	18.2
95.5	10.7	11.6	12.7	13.8	15.2	16.7	18.4
96.0	10.8	11.7	12.8	14.0	15.3	16.8	18.6
96.5	10.9	11.8	12.9	14.1	15.4	17.0	18.7
97.0	11.0	12.0	13.0	14.2	15.6	17.1	18.9
97.5	11.1	12.1	13.1	14.4	15.7	17.3	19.1
98.0	11.2	12.2	13.3	14.5	15.9	17.5	19.3
98.5	11.3	12.3	13.4	14.6	16.0	17.6	19.5

续表

身长	Z评分						
cm	−3	−2	−1	0	+1	+2	+3
99.0	11.4	12.4	13.5	14.8	16.2	17.8	19.6
99.5	11.5	12.5	13.6	14.9	16.3	18.0	19.8
100.0	11.6	12.6	13.7	15.0	16.5	18.1	20.0
100.5	11.7	12.7	13.9	15.2	16.6	18.3	20.2
101.0	11.8	12.8	14.0	15.3	16.8	18.5	20.4
101.5	11.9	13.0	14.1	15.5	17.0	18.7	20.6
102.0	12.0	13.1	14.3	15.6	17.1	18.9	20.8
102.5	12.1	13.2	14.4	15.8	17.3	19.0	21.0
103.0	12.3	13.3	14.5	15.9	17.5	19.2	21.3
103.5	12.4	13.5	14.7	16.1	17.6	19.4	21.5
104.0	12.5	13.6	14.8	16.2	17.8	19.6	21.7
104.5	12.6	13.7	15.0	16.4	18.0	19.8	21.9
105.0	12.7	13.8	15.1	16.5	18.2	20.0	22.2
105.5	12.8	14.0	15.3	16.7	18.4	20.2	22.4
106.0	13.0	14.1	15.4	16.9	18.5	20.5	22.6
106.5	13.1	14.3	15.6	17.1	18.7	20.7	22.9
107.0	13.2	14.4	15.7	17.2	18.9	20.9	23.1
107.5	13.3	14.5	15.9	17.4	19.1	21.1	23.4
108.0	13.5	14.7	16.0	17.6	19.3	21.3	23.6
108.5	13.6	14.8	16.2	17.8	19.5	21.6	23.9
109.0	13.7	15.0	16.4	18.0	19.7	21.8	24.2
109.5	13.9	15.1	16.5	18.1	20.0	22.0	24.4
110.0	14.0	15.3	16.7	18.3	20.2	22.3	24.7

表A.8 2~5岁女孩的身高别体重 Z 评分　　　　单位为千克

身长	Z评分						
cm	−3	−2	−1	0	+1	+2	+3
65.0	5.6	6.1	6.6	7.2	7.9	8.7	9.7
65.5	5.7	6.2	6.7	7.4	8.1	8.9	9.8
66.0	5.8	6.3	6.8	7.5	8.2	9.0	10.0

续表

身长	Z 评分						
cm	−3	−2	−1	0	+1	+2	+3
66.5	5.8	6.4	6.9	7.6	8.3	9.1	10.1
67.0	5.9	6.4	7.0	7.7	8.4	9.3	10.2
67.5	6.0	6.5	7.1	7.8	8.5	9.4	10.4
68.0	6.1	6.6	7.2	7.9	8.7	9.5	10.5
68.5	6.2	6.7	7.3	8.0	8.8	9.7	10.7
69.0	6.3	6.8	7.4	8.1	8.9	9.8	10.8
69.5	6.3	6.9	7.5	8.2	9.0	9.9	10.9
70.0	6.4	7.0	7.6	8.3	9.1	10.0	11.1
70.5	6.5	7.1	7.7	8.4	9.2	10.1	11.2
71.0	6.6	7.1	7.8	8.5	9.3	10.3	11.3
71.5	6.7	7.2	7.9	8.6	9.4	10.4	11.5
72.0	6.7	7.3	8.0	8.7	9.5	10.5	11.6
72.5	6.8	7.4	8.1	8.8	9.7	10.6	11.7
73.0	6.9	7.5	8.1	8.9	9.8	10.7	11.8
73.5	7.0	7.6	8.2	9.0	9.9	10.8	12.0
74.0	7.0	7.6	8.3	9.1	10.0	11.0	12.1
74.5	7.1	7.7	8.4	9.2	10.1	11.1	12.2
75.0	7.2	7.8	8.5	9.3	10.2	11.2	12.3
75.5	7.2	7.9	8.6	9.4	10.3	11.3	12.5
76.0	7.3	8.0	8.7	9.5	10.4	11.4	12.6
76.5	7.4	8.0	8.7	9.6	10.5	11.5	12.7
77.0	7.5	8.1	8.8	9.6	10.6	11.6	12.8
77.5	7.5	8.2	8.9	9.7	10.7	11.7	12.9
78.0	7.6	8.3	9.0	9.8	10.8	11.8	13.1
78.5	7.7	8.4	9.1	9.9	10.9	12.0	13.2
79.0	7.8	8.4	9.2	10.0	11.0	12.1	13.3
79.5	7.8	8.5	9.3	10.1	11.1	12.2	13.4
80.0	7.9	8.6	9.4	10.2	11.2	12.3	13.6
80.5	8.0	8.7	9.5	10.3	11.3	12.4	13.7

续表

身长	Z 评分						
cm	−3	−2	−1	0	+1	+2	+3
81.0	8.1	8.8	9.6	10.4	11.4	12.6	13.9
81.5	8.2	8.9	9.7	10.6	11.6	12.7	14.0
82.0	8.3	9.0	9.8	10.7	11.7	12.8	14.1
82.5	8.4	9.1	9.9	10.8	11.8	13.0	14.3
83.0	8.5	9.2	10.0	10.9	11.9	13.1	14.5
83.5	8.5	9.3	10.1	11.0	12.1	13.3	14.6
86.5	9.1	9.9	10.8	11.8	12.9	14.2	15.6
87.0	9.2	10.0	10.9	11.9	13.0	14.3	15.8
87.5	9.3	10.1	11.0	12.0	13.2	14.5	15.9
88.0	9.4	10.2	11.1	12.1	13.3	14.6	16.1
88.5	9.5	10.3	11.2	12.3	13.4	14.8	16.3
89.0	9.6	10.4	11.4	12.4	13.6	14.9	16.4
89.5	9.7	10.5	11.5	12.5	13.7	15.1	16.6
90.0	9.8	10.6	11.6	12.6	13.8	15.2	16.8
90.5	9.9	10.7	11.7	12.8	14.0	15.4	16.9
91.0	10.0	10.9	11.8	12.9	14.1	15.5	17.1
91.5	10.1	11.0	11.9	13.0	14.3	15.7	17.3
92.0	10.2	11.1	12.0	13.1	14.4	15.8	17.4
92.5	10.3	11.2	12.1	13.3	14.5	16.0	17.6
93.0	10.4	11.3	12.3	13.4	14.7	16.1	17.8
93.5	10.5	11.4	12.4	13.5	14.8	16.3	17.9
94.0	10.6	11.5	12.5	13.6	14.9	16.4	18.1
94.5	10.7	11.6	12.6	13.8	15.1	16.6	18.3
95.0	10.8	11.7	12.7	13.9	15.2	16.7	18.5
95.5	10.8	11.8	12.8	14.0	15.4	16.9	18.6
96.0	10.9	11.9	12.9	14.1	15.5	17.0	18.8
96.5	11.0	12.0	13.1	14.3	15.6	17.2	19.0
97.0	11.1	12.1	13.2	14.4	15.8	17.4	19.2
97.5	11.2	12.2	13.3	14.5	15.9	17.5	19.3

续表

身长	Z 评分						
cm	-3	-2	-1	0	+1	+2	+3
98.0	11.3	12.3	13.4	14.7	16.1	17.7	19.5
98.5	11.4	12.4	13.5	14.8	16.2	17.9	19.7
99.0	11.5	12.5	13.7	14.9	16.4	18.0	19.9
99.5	11.6	12.7	13.8	15.1	16.5	18.2	20.1
100.0	11.7	12.8	13.9	15.2	16.7	18.4	20.3
100.5	11.9	12.9	14.1	15.4	16.9	18.6	20.5
101.0	12.0	13.0	14.2	15.5	17.0	18.7	20.7
101.5	12.1	13.1	14.3	15.7	17.2	18.9	20.9
102.0	12.2	13.3	14.5	15.8	17.4	19.1	21.1
102.5	12.3	13.4	14.6	16.0	17.5	19.3	21.4
103.0	12.4	13.5	14.7	16.1	17.7	19.5	21.6
103.5	12.5	13.6	14.9	16.3	17.9	19.7	21.8
104.0	12.6	13.8	15.0	16.4	18.1	19.9	22.0
104.5	12.8	13.9	15.2	16.6	18.2	20.1	22.3
105.0	12.9	14.0	15.3	16.8	18.4	20.3	22.5
105.5	13.0	14.2	15.5	16.9	18.6	20.5	22.7
106.0	13.1	14.3	15.6	17.1	18.8	20.8	23.0
106.5	13.3	14.5	15.8	17.3	19.0	21.0	23.2
107.0	13.4	14.6	15.9	17.5	19.2	21.2	23.5
107.5	13.5	14.7	16.1	17.7	19.4	21.4	23.7
108.0	13.7	14.9	16.3	17.8	19.6	21.7	24.0
108.5	13.8	15.0	16.4	18.0	19.8	21.9	24.3
109.0	13.9	15.2	16.6	18.2	20.0	22.1	24.5
109.5	14.1	15.4	16.8	18.4	20.3	22.4	24.8
110.0	14.2	15.5	17.0	18.6	20.5	22.6	25.1
110.5	14.4	15.7	17.1	18.8	20.7	22.9	25.4
111.0	14.5	15.8	17.3	19.0	20.9	23.1	25.7
111.5	14.7	16.0	17.5	19.2	21.2	23.4	26.0
112.0	14.8	16.2	17.7	19.4	21.4	23.6	26.2

续表

身长	Z 评分						
cm	−3	−2	−1	0	+1	+2	+3
112.5	15.0	16.3	17.9	19.6	21.6	23.9	26.5
113.0	15.1	16.5	18.0	19.8	21.8	24.2	26.8
113.5	15.3	16.7	18.2	20.0	22.1	24.4	27.1
114.0	15.4	16.8	18.4	20.2	22.3	24.7	27.4
114.5	15.6	17.0	18.6	20.5	22.6	25.0	27.8
115.0	15.7	17.2	18.8	20.7	22.8	25.2	28.1
115.5	15.9	17.3	19.0	20.9	23.0	25.5	28.4
116.0	16.0	17.5	19.2	21.1	23.3	25.8	28.7
116.5	16.2	17.7	19.4	21.3	23.5	26.1	29.0
117.0	16.3	17.8	19.6	21.5	23.8	26.3	29.3
117.5	16.5	18.0	19.8	21.7	24.0	26.6	29.6
118.0	16.6	18.2	19.9	22.0	24.2	26.9	29.9
118.5	16.8	18.4	20.1	22.2	24.5	27.2	30.3
119.0	16.9	18.5	20.3	22.4	24.7	27.4	30.6
119.5	17.1	18.7	20.5	22.6	25.0	27.7	30.9
120.0	17.3	18.9	20.7	22.8	25.2	28.0	31.2

表 A.9　0~2 岁男孩的身长别体重 Z 评分　　　　　　　单位为千克

身长	Z 评分						
cm	−3	−2	−1	0	+1	+2	+3
45.0	1.9	2.0	2.2	2.4	2.7	3.0	3.3
45.5	1.9	2.1	2.3	2.5	2.8	3.1	3.4
46.0	2.0	2.2	2.4	2.6	2.9	3.1	3.5
46.5	2.1	2.3	2.5	2.7	3.0	3.2	3.6
47.0	2.1	2.3	2.5	2.8	3.0	3.3	3.7
47.5	2.2	2.4	2.6	2.9	3.1	3.4	3.8
48.0	2.3	2.5	2.7	2.9	3.2	3.6	3.9
48.5	2.3	2.6	2.8	3.0	3.3	3.7	4.0
49.0	2.4	2.6	2.9	3.1	3.4	3.8	4.2

续表

身长	Z评分						
cm	−3	−2	−1	0	+1	+2	+3
49.5	2.5	2.7	3.0	3.2	3.5	3.9	4.3
50.0	2.6	2.8	3.0	3.3	3.6	4.0	4.4
50.5	2.7	2.9	3.1	3.4	3.8	4.1	4.5
51.0	2.7	3.0	3.2	3.5	3.9	4.2	4.7
51.5	2.8	3.1	3.3	3.6	4.0	4.4	4.8
52.0	2.9	3.2	3.5	3.8	4.1	4.5	5.0
52.5	3.0	3.3	3.6	3.9	4.2	4.6	5.1
53.0	3.1	3.4	3.7	4.0	4.4	4.8	5.3
53.5	3.2	3.5	3.8	4.1	4.5	4.9	5.4
54.0	3.3	3.6	3.9	4.3	4.7	5.1	5.6
54.5	3.4	3.7	4.0	4.4	4.8	5.3	5.8
55.0	3.6	3.8	4.2	4.5	5.0	5.4	6.0
55.5	3.7	4.0	4.3	4.7	5.1	5.6	6.1
56.0	3.8	4.1	4.4	4.8	5.3	5.8	6.3
56.5	3.9	4.2	4.6	5.0	5.4	5.9	6.5
57.0	4.0	4.3	4.7	5.1	5.6	6.1	6.7
57.5	4.1	4.5	4.9	5.3	5.7	6.3	6.9
58.0	4.3	4.6	5.0	5.4	5.9	6.4	7.1
58.5	4.4	4.7	5.1	5.6	6.1	6.6	7.2
59.0	4.5	4.8	5.3	5.7	6.2	6.8	7.4
59.5	4.6	5.0	5.4	5.9	6.4	7.0	7.6
60.0	4.7	5.1	5.5	6.0	6.5	7.1	7.8
60.5	4.8	5.2	5.6	6.1	6.7	7.3	8.0
61.0	4.9	5.3	5.8	6.3	6.8	7.4	8.1
61.5	5.0	5.4	5.9	6.4	7.0	7.6	8.3
62.0	5.1	5.6	6.0	6.5	7.1	7.7	8.5
62.5	5.2	5.7	6.1	6.7	7.2	7.9	8.6
63.0	5.3	5.8	6.2	6.8	7.4	8.0	8.8
63.5	5.4	5.9	6.4	6.9	7.5	8.2	8.9

续表

身长 cm	Z 评分						
	−3	−2	−1	0	+1	+2	+3
78.5	8.0	8.7	9.4	10.2	11.1	12.1	13.2
79.0	8.1	8.7	9.5	10.3	11.2	12.2	13.3
79.5	8.2	8.8	9.5	10.4	11.3	12.3	13.4
80.0	8.2	8.9	9.6	10.4	11.4	12.4	13.6
80.5	8.3	9.0	9.7	10.5	11.5	12.5	13.7
81.0	8.4	9.1	9.8	10.6	11.6	12.6	13.8
81.5	8.5	9.1	9.9	10.7	11.7	12.7	13.9
82.0	8.5	9.2	10.0	10.8	11.8	12.8	14.0
82.5	8.6	9.3	10.1	10.9	11.9	13.0	14.2
83.0	8.7	9.4	10.2	11.0	12.0	13.1	14.3
83.5	8.8	9.5	10.3	11.2	12.1	13.2	14.4
84.0	8.9	9.6	10.4	11.3	12.2	13.3	14.6
84.5	9.0	9.7	10.5	11.4	12.4	13.5	14.7
85.0	9.1	9.8	10.6	11.5	12.5	13.6	14.9
85.5	9.2	9.9	10.7	11.6	12.6	13.7	15.0
86.0	9.3	10.0	10.8	11.7	12.8	13.9	15.2
86.5	9.4	10.1	11.0	11.9	12.9	14.0	15.3
87.0	9.5	10.2	11.1	12.0	13.0	14.2	15.5
87.5	9.6	10.4	11.2	12.1	13.2	14.3	15.6
88.0	9.7	10.5	11.3	12.2	13.3	14.5	15.8
88.5	9.8	10.6	11.4	12.4	13.4	14.6	15.9
89.0	9.9	10.7	11.5	12.5	13.5	14.7	16.1
89.5	10.0	10.8	11.6	12.6	13.7	14.9	16.2
90.0	10.1	10.9	11.8	12.7	13.8	15.0	16.4
90.5	10.2	11.0	11.9	12.8	13.9	15.1	16.5
91.0	10.3	11.1	12.0	13.0	14.1	15.3	16.7
91.5	10.4	11.2	12.1	13.1	14.2	15.4	16.8
92.0	10.5	11.3	12.2	13.2	14.3	15.6	17.0
92.5	10.6	11.4	12.3	13.3	14.4	15.7	17.1

WS/T 423—2013

续表

身长	Z评分						
cm	−3	−2	−1	0	+1	+2	+3
93.0	10.7	11.5	12.4	13.4	14.6	15.8	17.3
93.5	10.7	11.6	12.5	13.5	14.7	16.0	17.4
94.0	10.8	11.7	12.6	13.7	14.8	16.1	17.6
94.5	10.9	11.8	12.7	13.8	14.9	16.3	17.7
95.0	11.0	11.9	12.8	13.9	15.1	16.4	17.9
95.5	11.1	12.0	12.9	14.0	15.2	16.5	18.0
96.0	11.2	12.1	13.1	14.1	15.3	16.7	18.2
96.5	11.3	12.2	13.2	14.3	15.5	16.8	18.4
97.0	11.4	12.3	13.3	14.4	15.6	17.0	18.5
97.5	11.5	12.4	13.4	14.5	15.7	17.1	18.7
98.0	11.6	12.5	13.5	14.6	15.9	17.3	18.9
98.5	11.7	12.6	13.6	14.8	16.0	17.5	19.1
99.0	11.8	12.7	13.7	14.9	16.2	17.6	19.2
99.5	11.9	12.8	13.9	15.0	16.3	17.8	19.4
100.0	12.0	12.9	14.0	15.2	16.5	18.0	19.6
100.5	12.1	13.0	14.1	15.3	16.6	18.1	19.8
101.0	12.2	13.2	14.2	15.4	16.8	18.3	20.0
101.5	12.3	13.3	14.4	15.6	16.9	18.5	20.2
102.0	12.4	13.4	14.5	15.7	17.1	18.7	20.4
102.5	12.5	13.5	14.6	15.9	17.3	18.8	20.6
103.0	12.6	13.6	14.8	16.0	17.4	19.0	20.8
103.5	12.7	13.7	14.9	16.2	17.6	19.2	21.0
104.0	12.8	13.9	15.0	16.3	17.8	19.4	21.2
104.5	12.9	14.0	15.2	16.5	17.9	19.6	21.5
105.0	13.0	14.1	15.3	16.6	18.1	19.8	21.7
105.5	13.2	14.2	15.4	16.8	18.3	20.0	21.9
106.0	13.3	14.4	15.6	16.9	18.5	20.2	22.1
106.5	13.4	14.5	15.7	17.1	18.6	20.4	22.4
107.0	13.5	14.6	15.9	17.3	18.8	20.6	22.6

身长	Z评分						
cm	−3	−2	−1	0	+1	+2	+3
107.5	13.6	14.7	16.0	17.4	19.0	20.8	22.8
108.0	13.7	14.9	16.2	17.6	19.2	21.0	23.1
108.5	13.8	15.0	16.3	17.8	19.4	21.2	23.3
109.0	14.0	15.1	16.5	17.9	19.6	21.4	23.6
109.5	14.1	15.3	16.6	18.1	19.8	21.7	23.8
110.0	14.2	15.4	16.8	18.3	20.0	21.9	24.1

表 A.10　2~5岁男孩的身高别体重Z评分　　　　单位为千克

身长	Z评分						
cm	−3	−2	−1	0	+1	+2	+3
65.0	5.9	6.3	6.9	7.4	8.1	8.8	9.6
65.5	6.0	6.4	7.0	7.6	8.2	8.9	9.8
66.0	6.1	6.5	7.1	7.7	8.3	9.1	9.9
66.5	6.1	6.6	7.2	7.8	8.5	9.2	10.1
67.0	6.2	6.7	7.3	7.9	8.6	9.4	10.2
67.5	6.3	6.8	7.4	8.0	8.7	9.5	10.4
68.0	6.4	6.9	7.5	8.1	8.8	9.6	10.5
68.5	6.5	7.0	7.6	8.2	9.0	9.8	10.7
69.0	6.6	7.1	7.7	8.4	9.1	9.9	10.8
69.5	6.7	7.2	7.8	8.5	9.2	10.0	11.0
70.0	6.8	7.3	7.9	8.6	9.3	10.2	11.1
70.5	6.9	7.4	8.0	8.7	9.5	10.3	11.3
71.0	6.9	7.5	8.1	8.8	9.6	10.4	11.4
71.5	7.0	7.6	8.2	8.9	9.7	10.6	11.6
72.0	7.1	7.7	8.3	9.0	9.8	10.7	11.7
72.5	7.2	7.8	8.4	9.1	9.9	10.8	11.8
73.0	7.3	7.9	8.5	9.2	10.0	11.0	12.0
73.5	7.4	7.9	8.6	9.3	10.2	11.1	12.1
74.0	7.4	8.0	8.7	9.4	10.3	11.2	12.2

续表

身长	Z 评分						
cm	−3	−2	−1	0	+1	+2	+3
74.5	7.5	8.1	8.8	9.5	10.4	11.3	12.4
75.0	7.6	8.2	8.9	9.6	10.5	11.4	12.5
75.5	7.7	8.3	9.0	9.7	10.6	11.6	12.6
76.0	7.7	8.4	9.1	9.8	10.7	11.7	12.8
76.5	7.8	8.5	9.2	9.9	10.8	11.8	12.9
77.0	7.9	8.5	9.2	10.0	10.9	11.9	13.0
77.5	8.0	8.6	9.3	10.1	11.0	12.0	13.1
78.0	8.0	8.7	9.4	10.2	11.1	12.1	13.3
78.5	8.1	8.8	9.5	10.3	11.2	12.2	13.4
79.0	8.2	8.8	9.6	10.4	11.3	12.3	13.5
79.5	8.3	8.9	9.7	10.5	11.4	12.4	13.6
80.0	8.3	9.0	9.7	10.6	11.5	12.6	13.7
80.5	8.4	9.1	9.8	10.7	11.6	12.7	13.8
81.0	8.5	9.2	9.9	10.8	11.7	12.8	14.0
81.5	8.6	9.3	10.0	10.9	11.8	12.9	14.1
82.5	8.7	9.4	10.2	11.1	12.1	13.1	14.4
83.0	8.8	9.5	10.3	11.2	12.2	13.3	14.5
94.0	11.0	11.8	12.8	13.8	15.0	16.3	17.8
94.5	11.1	11.9	12.9	13.9	15.1	16.5	17.9
95.0	11.1	12.0	13.0	14.1	15.3	16.6	18.1
95.5	11.2	12.1	13.1	14.2	15.4	16.7	18.3
96.0	11.3	12.2	13.2	14.3	15.5	16.9	18.4
96.5	11.4	12.3	13.3	14.4	15.7	17.0	18.6
97.0	11.5	12.4	13.4	14.6	15.8	17.2	18.8
97.5	11.6	12.5	13.6	14.7	15.9	17.4	18.9
98.0	11.7	12.6	13.7	14.8	16.1	17.5	19.1
98.5	11.8	12.8	13.8	14.9	16.2	17.7	19.3
99.0	11.9	12.9	13.9	15.1	16.4	17.9	19.5
99.5	12.0	13.0	14.0	15.2	16.5	18.0	19.7

续表

身长	Z 评分						
cm	-3	-2	-1	0	+1	+2	+3
100.0	12.1	13.1	14.2	15.4	16.7	18.2	19.9
100.5	12.2	13.2	14.3	15.5	16.9	18.4	20.1
101.0	12.3	13.3	14.4	15.6	17.0	18.5	20.3
101.5	12.4	13.4	14.5	15.8	17.2	18.7	20.5
102.0	12.5	13.6	14.7	15.9	17.3	18.9	20.7
102.5	12.6	13.7	14.8	16.1	17.5	19.1	20.9
103.0	12.8	13.8	14.9	16.2	17.7	19.3	21.1
103.5	12.9	13.9	15.1	16.4	17.8	19.5	21.3
104.0	13.0	14.0	15.2	16.5	18.0	19.7	21.6
104.5	13.1	14.2	15.4	16.7	18.2	19.9	21.8
105.0	13.2	14.3	15.5	16.8	18.4	20.1	22.0
105.5	13.3	14.4	15.6	17.0	18.5	20.3	22.2
106.0	13.4	14.5	15.8	17.2	18.7	20.5	22.5
106.5	13.5	14.7	15.9	17.3	18.9	20.7	22.7
107.0	13.7	14.8	16.1	17.5	19.1	20.9	22.9
107.5	13.8	14.9	16.2	17.7	19.3	21.1	23.2
108.0	13.9	15.1	16.4	17.8	19.5	21.3	23.4
108.5	14.0	15.2	16.5	18.0	19.7	21.5	23.7
109.0	14.1	15.3	16.7	18.2	19.8	21.8	23.9
109.5	14.3	15.5	16.8	18.3	20.0	22.0	24.2
110.0	14.4	15.6	17.0	18.5	20.2	22.2	24.4
110.5	14.5	15.8	17.1	18.7	20.4	22.4	24.7
111.0	14.6	15.9	17.3	18.9	20.7	22.7	25.0
111.5	14.8	16.0	17.5	19.1	20.9	22.9	25.2
112.0	14.9	16.2	17.6	19.2	21.1	23.1	25.5
112.5	15.0	16.3	17.8	19.4	21.3	23.4	25.8
113.0	15.2	16.5	18.0	19.6	21.5	23.6	26.0
113.5	15.3	16.6	18.1	19.8	21.7	23.9	26.3
114.0	15.4	16.8	18.3	20.0	21.9	24.1	26.6

续表

身长	Z 评分						
cm	-3	-2	-1	0	+1	+2	+3
114.5	15.6	16.9	18.5	20.2	22.1	24.4	26.9
115.0	15.7	17.1	18.6	20.4	22.4	24.6	27.2
115.5	15.8	17.2	18.8	20.6	22.6	24.9	27.5
116.0	16.0	17.4	19.0	20.8	22.8	25.1	27.8
116.5	16.1	17.5	19.2	21.0	23.0	25.4	28.0
117.0	16.2	17.7	19.3	21.2	23.3	25.6	28.3
117.5	16.4	17.9	19.5	21.4	23.5	25.9	28.6
118.0	16.5	18.0	19.7	21.6	23.7	26.1	28.9
118.5	16.7	18.2	19.9	21.8	23.9	26.4	29.2
119.0	16.8	18.3	20.0	22.0	24.1	26.6	29.5
119.5	16.9	18.5	20.2	22.2	24.4	26.9	29.8
120.0	17.1	18.6	20.4	22.4	24.6	27.2	30.1

表 A.11 0~24 月龄(0~2 岁)女孩的年龄别 BMI Z 评分(基于身长计算)   单位为千克/米^2

年龄	Z 评分						
	-3	-2	-1	0	+1	+2	+3
0 周	10.1	11.1	12.2	13.3	14.6	16.1	17.7
1 周	9.5	10.7	11.9	13.2	14.5	15.9	17.3
2 周	9.8	11.0	12.2	13.5	14.8	16.2	17.7
3 周	10.2	11.4	12.6	14.0	15.3	16.8	18.3
4 周	10.6	11.8	13.1	14.4	15.8	17.4	19.0
1 月	10.8	12.0	13.2	14.6	16.0	17.5	19.1
5 周	11.0	12.2	13.5	14.8	16.3	17.8	19.5
6 周	11.3	12.5	13.8	15.1	16.6	18.2	19.9
7 周	11.5	12.7	14.0	15.4	16.9	18.5	20.3
8 周	11.7	12.9	14.2	15.6	17.2	18.8	20.6
2 月	11.8	13.0	14.3	15.8	17.3	19.0	20.7
9 周	11.9	13.1	14.4	15.8	17.4	19.0	20.8
10 周	12.0	13.2	14.6	16.0	17.5	19.2	21.0

续表

年龄	Z 评分						
	-3	-2	-1	0	+1	+2	+3
11 周	12.1	13.4	14.7	16.1	17.7	19.4	21.2
12 周	12.3	13.5	14.8	16.2	17.8	19.5	21.4
13 周	12.4	13.6	14.9	16.4	17.9	19.7	21.5
3 月	12.4	13.6	14.9	16.4	17.9	19.7	21.5
4 月	12.7	13.9	15.2	16.7	18.3	20.0	22.0
5 月	12.9	14.1	15.4	16.8	18.4	20.2	22.2
6 月	13.0	14.1	15.5	16.9	18.5	20.3	22.3
7 月	13.0	14.2	15.5	16.9	18.5	20.3	22.3
8 月	13.0	14.1	15.4	16.8	18.4	20.2	22.2
9 月	12.9	14.1	15.3	16.7	18.3	20.1	22.1
10 月	12.9	14.0	15.2	16.6	18.2	19.9	21.9
11 月	12.8	13.9	15.1	16.5	18.0	19.8	21.8
12 月	12.7	13.8	15.0	16.4	17.9	19.6	21.6
13 月	12.6	13.7	14.9	16.2	17.7	19.5	21.4
14 月	12.6	13.6	14.8	16.1	17.6	19.3	21.3
15 月	12.5	13.5	14.7	16.0	17.5	19.2	21.1
16 月	12.4	13.5	14.6	15.9	17.4	19.1	21.0
17 月	12.4	13.4	14.5	15.8	17.3	18.9	20.9
18 月	12.3	13.3	14.4	15.7	17.2	18.8	20.8
19 月	12.3	13.3	14.4	15.7	17.1	18.8	20.7
20 月	12.2	13.2	14.3	15.6	17.0	18.7	20.6
21 月	12.2	13.2	14.3	15.5	17.0	18.6	20.5
22 月	12.2	13.1	14.2	15.5	16.9	18.5	20.4
23 月	12.2	13.1	14.2	15.4	16.9	18.5	20.4
<24 月	12.1	13.1	14.2	15.4	16.8	18.4	20.3
24 月	12.4	13.3	14.4	15.7	17.1	18.7	20.6
25 月	12.4	13.3	14.4	15.7	17.1	18.7	20.6
26 月	12.3	13.3	14.4	15.6	17.0	18.7	20.6
27 月	12.3	13.3	14.4	15.6	17.0	18.6	20.5

续表

年龄	Z 评分						
	−3	−2	−1	0	+1	+2	+3
28 月	12.3	13.3	14.3	15.6	17.0	18.6	20.5
29 月	12.3	13.2	14.3	15.6	17.0	18.6	20.4
30 月	12.3	13.2	14.3	15.5	16.9	18.5	20.4
31 月	12.2	13.2	14.3	15.5	16.9	18.5	20.4
32 月	12.2	13.2	14.3	15.5	16.9	18.5	20.4
33 月	12.2	13.1	14.2	15.5	16.9	18.5	20.3
34 月	12.2	13.1	14.2	15.4	16.8	18.5	20.3
35 月	12.1	13.1	14.2	15.4	16.8	18.4	20.3
36 月	12.1	13.1	14.2	15.4	16.8	18.4	20.3
37 月	12.1	13.1	14.1	15.4	16.8	18.4	20.3
38 月	12.1	13.0	14.1	15.4	16.8	18.4	20.3
39 月	12.0	13.0	14.1	15.3	16.8	18.4	20.3
40 月	12.0	13.0	14.1	15.3	16.8	18.4	20.3
41 月	12.0	13.0	14.1	15.3	16.8	18.4	20.4
42 月	12.0	12.9	14.0	15.3	16.8	18.4	20.4
43 月	11.9	12.9	14.0	15.3	16.8	18.4	20.4
44 月	11.9	12.9	14.0	15.3	16.8	18.5	20.4
45 月	11.9	12.9	14.0	15.3	16.8	18.5	20.5
46 月	11.9	12.9	14.0	15.3	16.8	18.5	20.5
47 月	11.8	12.8	14.0	15.3	16.8	18.5	20.5
48 月	11.8	12.8	14.0	15.3	16.8	18.5	20.6
49 月	11.8	12.8	13.9	15.3	16.8	18.5	20.6
50 月	11.8	12.8	13.9	15.3	16.8	18.6	20.7
51 月	11.8	12.8	13.9	15.3	16.8	18.6	20.7
52 月	11.7	12.8	13.9	15.2	16.8	18.6	20.7
53 月	11.7	12.7	13.9	15.3	16.8	18.6	20.8
54 月	11.7	12.7	13.9	15.3	16.8	18.7	20.8
55 月	11.7	12.7	13.9	15.3	16.8	18.7	20.9
56 月	11.7	12.7	13.9	15.3	16.8	18.7	20.9

年龄	Z 评分						
	-3	-2	-1	0	+1	+2	+3
57 月	11.7	12.7	13.9	15.3	16.9	18.7	21.0
58 月	11.7	12.7	13.9	15.3	16.9	18.8	21.0
59 月	11.6	12.7	13.9	15.3	16.9	18.8	21.0
<60 月	11.6	12.7	13.9	15.3	16.9	18.8	21.1

表 A.13　0~24 月龄(0~2 岁)男孩的年龄别 BMI Z 评分(基于身长计算)　单位为千克/米²

年龄	Z 评分						
	-3	-2	-1	0	+1	+2	+3
0 周	10.2	11.1	12.2	13.4	14.8	16.3	18.1
1 周	9.7	10.8	12.1	13.3	14.7	16.1	17.5
2 周	10.1	11.2	12.4	13.6	15.0	16.4	17.8
3 周	10.6	11.8	13.0	14.2	15.6	17.0	18.5
4 周	11.1	12.3	13.5	14.8	16.2	17.6	19.2
1 月	11.3	12.4	13.6	14.9	16.3	17.8	19.4
5 周	11.5	12.7	13.9	15.2	16.6	18.2	19.8
6 周	11.9	13.0	14.3	15.6	17.0	18.6	20.2
7 周	12.2	13.3	14.6	15.9	17.4	18.9	20.6
8 周	12.4	13.6	14.8	16.2	17.6	19.2	20.9
2 月	12.5	13.7	15.0	16.3	17.8	19.4	21.1
9 周	12.6	13.8	15.0	16.4	17.9	19.4	21.2
10 周	12.7	13.9	15.2	16.5	18.0	19.6	21.4
11 周	12.9	14.0	15.3	16.7	18.2	19.8	21.5
12 周	13.0	14.2	15.4	16.8	18.3	19.9	21.7
13 周	13.1	14.3	15.5	16.9	18.4	20.0	21.8
3 月	13.1	14.3	15.5	16.9	18.4	20.0	21.8
4 月	13.4	14.5	15.8	17.2	18.7	20.3	22.1
5 月	13.5	14.7	15.9	17.3	18.8	20.5	22.3
6 月	13.6	14.7	16.0	17.3	18.8	20.5	22.3
7 月	13.7	14.8	16.0	17.3	18.8	20.5	22.3

续表

年龄	Z评分						
	−3	−2	−1	0	+1	+2	+3
8月	13.6	14.7	15.9	17.3	18.7	20.4	22.2
9月	13.6	14.7	15.8	17.2	18.6	20.3	22.1
10月	13.5	14.6	15.7	17.0	18.5	20.1	22.0
11月	13.4	14.5	15.6	16.9	18.4	20.0	21.8
12月	13.4	14.4	15.5	16.8	18.2	19.8	21.6
13月	13.3	14.3	15.4	16.7	18.1	19.7	21.5
14月	13.2	14.2	15.3	16.6	18.0	19.5	21.3
15月	13.1	14.1	15.2	16.4	17.8	19.4	21.2
16月	13.1	14.0	15.1	16.3	17.7	19.3	21.0
17月	13.0	13.9	15.0	16.2	17.6	19.1	20.9
18月	12.9	13.9	14.9	16.1	17.5	19.0	20.8
19月	12.9	13.8	14.9	16.1	17.4	18.9	20.7
20月	12.8	13.7	14.8	16.0	17.3	18.8	20.6
21月	12.8	13.7	14.7	15.9	17.2	18.7	20.5
22月	12.7	13.6	14.7	15.8	17.2	18.7	20.4
23月	12.7	13.6	14.6	15.8	17.1	18.6	20.3
<24月	12.7	13.6	14.6	15.7	17.0	18.5	20.3
24月	12.9	13.8	14.8	16.0	17.3	18.9	20.6
25月	12.8	13.8	14.8	16.0	17.3	18.8	20.5
26月	12.8	13.7	14.8	15.9	17.3	18.8	20.5
27月	12.7	13.7	14.7	15.9	17.2	18.7	20.4
28月	12.7	13.6	14.7	15.9	17.2	18.7	20.4
29月	12.7	13.6	14.7	15.8	17.1	18.6	20.3
30月	12.6	13.6	14.6	15.8	17.1	18.6	20.2
31月	12.6	13.5	14.6	15.8	17.1	18.5	20.2
32月	12.5	13.5	14.6	15.7	17.0	18.5	20.1
33月	12.5	13.5	14.5	15.7	17.0	18.5	20.1
34月	12.5	13.4	14.5	15.7	17.0	18.4	20.0
35月	12.4	13.4	14.5	15.6	16.9	18.4	20.0

续表

年龄	Z 评分						
	−3	−2	−1	0	+1	+2	+3
36 月	12.4	13.4	14.4	15.6	16.9	18.4	20.0
37 月	12.4	13.3	14.4	15.6	16.9	18.3	19.9
38 月	12.3	13.3	14.4	15.5	16.8	18.3	19.9
39 月	12.3	13.3	14.3	15.5	16.8	18.3	19.9
40 月	12.3	13.2	14.3	15.5	16.8	18.2	19.9
41 月	12.2	13.2	14.3	15.5	16.8	18.2	19.9
42 月	12.2	13.2	14.3	15.4	16.8	18.2	19.8
43 月	12.2	13.2	14.2	15.4	16.7	18.2	19.8
44 月	12.2	13.1	14.2	15.4	16.7	18.2	19.8
45 月	12.2	13.1	14.2	15.4	16.7	18.2	19.8
46 月	12.1	13.1	14.2	15.4	16.7	18.2	19.8
47 月	12.1	13.1	14.2	15.3	16.7	18.2	19.9
48 月	12.1	13.1	14.1	15.3	16.7	18.2	19.9
49 月	12.1	13.0	14.1	15.3	16.7	18.2	19.9
50 月	12.1	13.0	14.1	15.3	16.7	18.2	19.9
51 月	12.1	13.0	14.1	15.3	16.6	18.2	19.9
52 月	12.0	13.0	14.1	15.3	16.6	18.2	19.9
53 月	12.0	13.0	14.1	15.3	16.6	18.2	20.0
54 月	12.0	13.0	14.0	15.3	16.6	18.2	20.0
55 月	12.0	13.0	14.0	15.2	16.6	18.2	20.0
56 月	12.0	12.9	14.0	15.2	16.6	18.2	20.1
57 月	12.0	12.9	14.0	15.2	16.6	18.2	20.1
58 月	12.0	12.9	14.0	15.2	16.6	18.3	20.2
59 月	12.0	12.9	14.0	15.2	16.6	18.3	20.2
<60 月	12.0	12.9	14.0	15.2	16.6	18.3	20.3

附录2　5~6岁儿童的 BMI-Z 评分

附录 2-1　5~6 岁男孩 BMI-Z 评分

年龄	月龄	Z 评分（BMI 单位 kg/m²)						
		−3	−2	−1	0	1	2	3
5：1	61	12.1	13.0	14.1	15.3	16.6	18.3	20.2
5：2	62	12.1	13.0	14.1	15.3	16.6	18.3	20.2
5：3	63	12.1	13.0	14.1	15.3	16.7	18.3	20.2
5：4	64	12.1	13.0	14.1	15.3	16.7	18.3	20.3
5：5	65	12.1	13.0	14.1	15.3	16.7	18.3	20.3
5：6	66	12.1	13.0	14.1	15.3	16.7	18.4	20.4
5：7	67	12.1	13.0	14.1	15.3	16.7	18.4	20.4
5：8	68	12.1	13.0	14.1	15.3	16.7	18.4	20.5
5：9	69	12.1	13.0	14.1	15.3	16.7	18.4	20.5
5：10	70	12.1	13.0	14.1	15.3	16.7	18.5	20.6
5：11	71	12.1	13.0	14.1	15.3	16.7	18.5	20.6

来源:世界卫生组织 2007 年生长标准。

注:年龄表示方式:周岁:月龄,5:1 即五周岁零一个月。

附录 2-2　5~6 岁女孩 BMI-Z 评分

年龄	月龄	Z 评分（BMI 单位 kg/m²)						
		−3	−2	−1	0	1	2	3
5：1	61	11.8	12.7	13.9	15.2	16.9	18.9	21.3
5：2	62	11.8	12.7	13.9	15.2	16.9	18.9	21.4
5：3	63	11.8	12.7	13.9	15.2	16.9	18.9	21.5
5：4	64	11.8	12.7	13.9	15.2	16.9	18.9	21.5
5：5	65	11.7	12.7	13.9	15.2	16.9	19.0	21.6
5：6	66	11.7	12.7	13.9	15.2	16.9	19.0	21.7
5：7	67	11.7	12.7	13.9	15.2	16.9	19.0	21.7
5：8	68	11.7	12.7	13.9	15.3	17.0	19.1	21.8
5：9	69	11.7	12.7	13.9	15.3	17.0	19.1	21.9
5：10	70	11.7	12.7	13.9	15.3	17.0	19.1	22.0
5：11	71	11.7	12.7	13.9	15.3	17.0	19.2	22.1

来源:世界卫生组织 2007 年生长标准。

注:年龄表示方式:周岁:月龄,5:1 即五周岁零一个月。

附录3　6~18岁学龄儿童青少年性别年龄别BMI 筛查消瘦、超重与肥胖界值

单位:kg/m²

年龄/岁	男童			女童		
	消瘦	超重	肥胖	消瘦	超重	肥胖
6.0~	13.4	16.4	17.7	13.1	16.2	17.5
6.5~	13.8	16.7	18.1	13.3	16.5	18.0
7.0~	13.9	17.0	18.7	13.4	16.8	18.5
7.5~	13.9	17.4	19.2	13.5	17.2	19.0
8.0~	14.0	17.8	19.7	13.6	17.6	19.4
8.5~	14.0	18.1	20.3	13.7	18.1	19.9
9.0~	14.1	18.5	20.8	13.8	18.5	20.4
9.5~	14.2	18.9	21.4	13.9	19.0	21.0
10.0~	14.4	19.2	21.9	14.0	19.5	21.5
10.5~	14.6	19.6	22.5	14.1	20.0	22.1
11.0~	14.9	19.9	23.0	14.3	20.5	22.7
11.5~	15.1	20.3	23.6	14.5	21.1	23.3
12.0~	15.4	20.7	24.1	14.7	21.5	23.9
12.5~	15.6	21.0	24.7	14.9	21.9	24.5
13.0~	15.9	21.4	25.2	15.3	22.2	25.0
13.5~	16.1	21.9	25.7	15.6	22.6	25.6
14.0~	16.4	22.3	26.1	16.0	22.8	25.9
14.5~	16.7	22.6	26.4	16.3	23.0	26.3
15.0~	16.9	22.9	26.6	16.6	23.2	26.6
15.5~	17.0	23.1	26.9	16.8	23.4	26.9
16.0~	17.3	23.3	27.1	17.0	23.6	27.1
16.5~	17.5	23.5	27.4	17.1	23.7	27.4
17.0~	17.7	23.7	27.6	17.2	23.8	27.6
17.5~	17.9	23.8	27.8	17.3	23.9	27.8
18.0	17.9	24.0	28.0	17.3	24.0	28.0

来源:《学龄儿童青少年营养不良筛查》(WS/T 456—2014)和《学龄儿童青少年超重与肥胖筛查》(WS/T 586—2018)。

附录 4　7~18 岁儿童青少年高腰围筛查界值

单位:cm

年龄/岁	男童		女童	
	P_{75}	P_{90}	P_{75}	P_{90}
7~	58.4	63.6	55.8	60.2
8~	60.8	66.8	57.6	62.5
9~	63.4	70.0	59.8	65.1
10~	65.9	73.1	62.2	67.8
11~	68.1	75.6	64.6	70.4
12~	69.8	77.4	66.8	72.6
13~	71.3	78.6	68.5	74.0
14~	72.6	79.6	69.6	74.9
15~	73.8	80.5	70.4	75.5
16~	74.8	81.3	70.9	75.8
17~	75.7	82.1	71.2	76.0
18	76.8	83.0	71.3	76.1

来源:《7~18 岁儿童青少年高腰围筛查界值》(WS/T 611—2018)。

附录5　6~18岁儿童青少年体脂肪含量判定肥胖的标准

6~18岁儿童青少年体脂肪含量判定肥胖的标准

性别	年龄/岁	轻度肥胖	中度肥胖	重度肥胖
男生	6~18	20%	25%	30%
女生	6~14	25%	30%	35%
	15~18	30%	35%	40%

来源:陶芳标. 儿童少年卫生学.8版. 北京:人民卫生出版社,2017:161.

缩　略　语

缩略语	英文全称	中文全称
BF%	body fat percentage	体脂率
BMI	body mass index	体质指数
CI	confidence interval	可信区间/置信区间
CT	computed tomography	计算机控制断层扫描术
DXA	dual energy X-ray absorptiometry	双能 X 线吸收法
FDA	Food and Drug Administration	食品药品监督管理局
GI	glycemic index	血糖生成指数
GIS	geographic information system	地理信息系统
GRADE	grades of recommendations assessment, development and evaluation	推荐分级的评价、制定与评估
GWAS	genome wide association study	全基因组关联研究
HOMA-IR	HOMA insulin resistance index	胰岛素抵抗指数
IOM	Institute of Medicine	美国国家科学院
LDL-C	low density lipoprotein cholesterol	低密度脂蛋白胆固醇
MET	metabolic equivalent	代谢当量
MRI	magnetic resonance imaging	磁共振法
OR	odds ratio	比值比、优势比
RCT	randomized controlled trial	随机对照试验
REE	resting energy expenditure	静息能量消耗
RR	risk ratio	相对危险度
SDS	standard deviation scores	标准差单位
WC	waist circumference	腰围
WGOC	Working Group on Obesity in China	中国肥胖问题工作组
WHO	World Health Organization	世界卫生组织
WHtR	waist-to-height ratio	腰围身高比
WMD	weighted mean difference	加权均数差

主要参考文献

[1] 马冠生. 中国儿童肥胖报告[M]. 北京:人民卫生出版社,2017.

[2] MAMUN A A,MANNAN M,DOI S A. Gestational weight gain in relation to offspring obesity over the life course:a systematic review and bias-adjusted meta-analysis[J]. Obes Rev,2014,15:338-347.

[3] YAN J,LIU L,ZHU Y,et al. The association between breastfeeding and childhood obesity:a meta-analysis[J]. BMC Public Health,2014,14:1267.

[4] GINGRAS V,ARIS I M,RIFAS-SHIMAN S L,et al. Timing of Complementary Feeding Introduction and Adiposity Throughout Childhood[J]. Pediatrics,2019,144(6):e20191320.

[5] KLING S M R,ROE L S,KELLER K L,et al. Double trouble:Portion size and energy density combine to increase preschool children's lunch intake[J]. Physiology and Behavior,2016,162:18-26.

[6] FIELD A E,AUSTIN S B,GILLMAN M W,et al. Snack food intake does not predict weight change among children and adolescents[J]. International Journal of Obesity,2004,28(10):1210-1216.

[7] HE B,LONG W,LI X,et al. Sugar-sweetened beverages consumption positively associated with the risks of obesity and hypertriglyceridemia among children aged 7-18 years in south china[J]. Journal of atherosclerosis and thrombosis,2018,25(1):81-89.

[8] SCHWARTZ A E,LEARDO M,ANEJA S,et al. Effect of a School-Based water intervention on child body mass index and obesity[J]. JAMA Pediatr,2016,170(3):220-226.

[9] KAISARI P,YANNAKOULIA M,PANAGIOTAKOS D B. Eating frequency and overweight and obesity in children and adolescents:a meta-analysis[J]. Pediatrics,2013,131(5):958-967.

[10] POOROLAJAL J,SAHRAEI F,MOHAMDADI Y,et al. Behavioral factors influencing childhood obesity:a systematic review and meta-analysis[J]. Obes Res Clin Pract,2020,14(2):109-118.

[11] BLONDIN S A,ANZMAN-FRASCA S,DJANG H C,et al. Breakfast consumption and adiposity among children and adolescents:an updated review of the literature[J]. Pediatric Obesity,2016,11(5):333-348.

[12] SHANG X,LI Y,XU H,et al. Healthy breakfast habits and changes in obesity-related cardiometabolic markers in children:a longitudinal analysis[J]. Eur J Clin Nutr,2020,74(12):1685-1697.

[13] VALDES J,RODRIGUEZ-ARTALEJO F,AGUILAR L,et al. Frequency of family meals and childhood overweight:a systematic review[J]. PediatrObes,2013,8(1):e1-e13.

[14] GHOBADI S,HASSANZADEH-ROSTAMI Z,SALEHI-MARZIJARANI M,et al. Association of eating while television viewing and overweight/obesity among children and adolescents:a systematic review and meta-analysis of observational studies[J]. Obes Rev,2018,19(3):313-320.

[15] STONER L,ROWLANDS D,MORRISON A,et al. Efficacy of Exercise Intervention for Weight Loss in Overweight and Obese Adolescents:Meta-Analysis and Implications[J]. Sports Med,2016,46(11):1737-1751.

[16] FANG K,MU M,LIU K,et al. Screen time and childhood overweight/obesity:A systematic review and meta-analysis[J]. Child Care Health Dev,2019,45(5):744-753.

[17] PEIRSON L,FITZPATRICK L D,MORRISON K,et al. Prevention of overweight and obesity in children and

youth:a systematic review and meta-analysis[J]. CMAJ Open,2015,3(1):E23-E33.

[18] RUAN H,XUN P,CAI W,et al. Habitual Sleep Duration and Risk of Childhood Obesity:Systematic Review and Dose-response Meta-analysis of Prospective Cohort Studies[J]. Scientific Reports,2015,5:16160.

[19] MENDES M D,DE MELO M E,FERNANDES A E,et al. Effects of two diet techniques and delivery mode on weight loss,metabolic profile and food intake of obese adolescents:a fixed diet plan and a calorie-counting diet[J]. Eur J Clin Nutr,2017,71(4):549-551.

[20] KONG A P,CHOI K C,CHAN R S,et al. A randomized controlled trial to investigate the impact of a low glycemic index (GI) diet on body mass index in obese adolescents[J]. BMC Public Health,2014,14:180.

[21] TRUBY H,BAXTER K,WARE R S,et al. A Randomized Controlled Trial of Two Different Macronutrient Profiles on Weight,Body Composition and Metabolic Parameters in Obese Adolescents Seeking Weight Loss [J]. PLoS ONE,2016,11(3):e0151787.

[22] COMANS T,MORETTO N,BYRNES J. Public Preferences for the Use of Taxation and Labelling Policy Measures to Combat Obesity in Young Children in Australia[J]. Int J Environ Res Public Health,2017,14 (3):324.

[23] O'CONNOR E A,EVANS C V,BURDA B U,et al. Screening for Obesity and Intervention for Weight Management in Children and Adolescents:Evidence Report and Systematic Review for the US Preventive Services Task Force[J]. JAMA,2017,317(23):2427-2444.

[24] SHLOIM N,EDELSON LR,MARTIN N,et al. Parenting Styles,Feeding Styles,Feeding Practices,and Weight Status in 4-12 Year-Old Children:A Systematic Review of the Literature[J]. Front Psychol,2015,6:1849.

[25] FOX M K,DODD A H,WILSON A,et al. Association between school food environment and practices and body mass index of US public school children[J]. J Am Diet Assoc,2009,109(2):S108-S117.

[26] KONG K,LIU J,TAO Y. Limitations of studies on school-based nutrition education interventions for obesity in China:a systematic review and meta-analysis[J]. Asia Pacific Journal of Clinical Nutrition,2016,25(3): 589-601.

[27] GORSKI FINDLING M T,WOLFSON J A,RIMM E B,et al. Differences in the Neighborhood Retail Food Environment and Obesity Among US Children and Adolescents by SNAP Participation[J]. Obesity (Silver Spring),2018,26(6):1063-1071.

[28] REDONDO M,HERNÁNDEZ-AGUADO I,LUMBRERAS B. The impact of the tax on sweetened beverages:a systematic review[J]. Am J Clin Nutr,2018,108(3):548-563.

[29] AN R,SHEN J,YANG Q,et al. Impact of built environment on physical activity and obesity among children and adolescents in China:A narrative systematic review[J]. J Sport Health Sci,2019,8(2):153-169.

[30] RUSSELL S J,CROKER H,VINER R M. The effect of screen advertising on children's dietary intake:A systematic review and meta-analysis[J]. Obes Rev,2019,20(4):554-568.

[31] XU H,LI Y,DU S,et al. Cost-utility and cost-benefit analyses of school-based obesity prevention program [J]. BMC Public Health,2020,20(1):1608.

[32] SHANG X,LI Y,XU H,et al. The Clustering of Low Diet Quality,Low Physical Fitness,and Unhealthy Sleep Pattern and Its Association with Changes in Cardiometabolic Risk Factors in Children[J]. Nutrients,2020,12 (2):591.